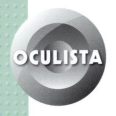

編集企画にあたって…

　眼科診療において手術は患者の視力を改善するだけでなく，患者の生活の質も大きく変えうる可能性を持った重要な手段です．しかし日常の外来診療を行っていると，その手術の適応に悩む場面に遭遇することがあります．

　現在，眼科領域においては，多くの新しい器機や手術技術が開発されており，手術適応や術式も日進月歩で進化しています．しかし，なかなかすべての分野で最新の知識や情報を持ち合わることは至難の業と思われます．そのため，患者にどのタイミングで手術の話をするべきか，手術を行っている病院にどのタイミングで紹介すべきか，どの術式を選択すべきか，などの判断に苦慮した経験のある先生方は少なくないと思います．そして時には手術適応やタイミングが遅れてしまい，その結果，視力予後に影響させてしまい，後悔されるような経験をしたことのある先生もいらっしゃるのではないでしょうか？　「手術の成功」のためには，単に技術的に手術が完遂するだけではなく，手術適応を正確に判断するための知識力や判断力を持つことが重要です．

　今回，日頃の外来で遭遇することの多い，そして手術適応（タイミングや術式選択）で悩むことの多いと思われる疾患，白内障，多焦点眼内レンズ，眼内レンズの度数ずれ，瞳孔不整，水晶体・眼内レンズ亜脱臼・脱臼，緑内障，黄斑上膜，網膜分離症について，それぞれの臨床経験豊富なエキスパートの先生方に基礎的な病態から手術適応，術式選択まで詳しく解説していただきました．

　本特集を読んでいただくことで，最新の知識力・判断力を得て，患者に自信を持ってしっかりとした手術適応を説明することが可能となると思います．その結果，患者の視力改善を得ることができ，患者との強い信頼関係を築けることを望んでおります．

　最後になりましたが，お忙しい中，ご執筆いただいた先生方に厚く御礼申し上げます．

2024 年 11 月

西村栄一

KEY WORDS INDEX

和　文

あ
IOL 亜脱臼 • 48
IOL 交換 • 34
エキシマレーザーによる
　タッチアップ • 34
M チャート • 62
黄斑円孔網膜剥離 • 70
黄斑上膜 • 62

か
外傷性散瞳 • 39
狭隅角 • 1
強膜内固定 • 48
近視性網膜分離症 • 70
屈折誤差 • 34
原発閉塞隅角病 • 18
虹彩損傷 • 39
虹彩縫合 • 39
虹彩離断 • 39
高齢者の緑内障手術 • 55
コントラスト • 9
コントラスト感度 • 1

さ
再手術適応 • 34
視覚の質 • 1
硝子体手術 • 62
小切開 IOL 摘出 • 48
焦点距離 • 9
水晶体残存物質 • 48
水晶体震盪 • 27
水晶体脱臼 • 27
水晶体囊拡張リング • 27
水晶体囊フック • 27
全層黄斑円孔 • 70
前房深度 • 18

た, な
多焦点眼内レンズ • 9
超音波乳化吸引術 • 1
チン小帯脆弱 • 27
低侵襲緑内障手術 • 55
適応 • 9
瞳孔形成 • 39

トレンド解析 • 55
内層分層黄斑円孔 • 70

は, ら
白内障手術 • 1, 18
viscotrap 法 • 48
不等像視 • 62
閉塞隅角 • 18
変視 • 62
緑内障 • 55
緑内障手術のタイミング • 55
緑内障診療ガイドライン • 18
レンズ選択 • 9

欧　文

A, C
angle closure • 18
aniseikonia • 62
anterior chamber depth • 18
capsular tension ring • 27
capsule expander • 27
cataract surgery • 1, 18
contrast • 9
contrast sensitivity • 1

D, E, F
dislocated IOL • 48
epiretinal membrane • 62
excimer laser touch-up • 34
focal length • 9
FTMH • 70
full thickness macular hole • 70

G, I
glaucoma • 55
glaucoma guideline • 18
glaucoma surgery for the
　elderly • 55
ILMH • 70
indications • 9
inner lamellar macular hole • 70
intrascleral fixation • 48
IOL exchange • 34
iridoplasty • 39
iris defect • 39

iris dialysis • 39
iris suture • 39

L, M
lens selection • 9
macular hole retinal detachment
　• 70
M-CHARTS • 62
MD slope • 55
metamorphopsia • 62
MHRD • 70
micro invasive glaucoma
　surgery • 55
MIGS • 55
MRS • 70
multifocal intraocular lenses
　• 9
myopic retinoschisis • 70

P, Q, R
phacodonesis • 27
phacoemulsification and
　aspiration • 1
primary angle closure disease
　• 18
quality of vision • 1
refractive error • 34
reoperation indication • 34

S
secondary piggyback • 34
shallow angle • 1
small incision IOL extraction
　• 48
Soemmering's ring • 48
subluxation of crystalline lens
　• 27

T, V, Z
timing of glaucoma surgery
　• 55
traumatic mydriasis • 39
viscotrap technique • 48
vitrectomy • 62
zonular weakness • 27

WRITERS FILE
(50音順)

浅野　泰彦
(あさの　やすひこ)

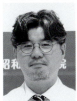

2002年	昭和大学卒業
2006年	同大学大学院医学系研究科修了(医学博士)今泉西病院眼科
2008年	昭和大学藤が丘病院眼科，助教
2013年	同大学藤が丘リハビリテーション病院眼科，講師
2015年	富士吉田市立病院眼科，医長
2017年	昭和大学江東豊洲病院眼科，講師
2019年	同大学病院附属東病院眼科，講師
2022年	同，准教授

大内　雅之
(おおうち　まさゆき)

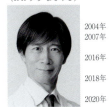

1990年	東京慈恵会医科大学卒業 京都府立医科大学眼科学教室
2004年	大内眼科，主任執刀医
2007年	京都府立医科大学眼科，客員講師
2016年	北海道大学眼科，非常勤講師
2018年	大内雅之アイクリニック，院長
2020年	東京医科歯科大学(現，東京科学大学)眼科，特命教授

早田　光孝
(そうだ　みつたか)

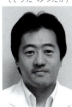

1999年	昭和大学卒業 同大学附属東病院眼科入局
2000年	太田熱海病院眼科
2001年	昭和大学第一薬理学教室
2003年	同大学豊洲病院眼科
2004年	同大学藤が丘病院眼科，助教
2012年	同大学藤が丘リハビリテーション病院眼科，講師
2018年	同，准教授

飯田　嘉彦
(いいだ　よしひこ)

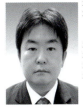

2001年	北里大学卒業 同大学眼科入局
2002年	山王病院眼科
2007年	北里大学大学院医療系研究科博士課程修了，学位取得
2008年	同大学眼科，助教
2012年	同，診療講師
2014年	同，専任講師
2022年	同，准教授

窪田　匡臣
(くぼた　まさおみ)

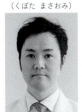

2009年	岐阜大学卒業 岐阜県総合医療センター，研修医
2011〜20年	東京慈恵会医科大学眼科学講座
2021年	岐阜大学医学部附属病院眼科，臨床講師・助教

西村　栄一
(にしむら　えいいち)

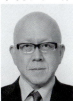

1995年	昭和大学卒業
2001年	同大学大学院医学研究科外科系眼科学学位取得
2007年	同大学藤が丘病院眼科，講師
2010年	University of Utah, John A. Moran Eye Center, Post Doctoral Research Fellow
2014年	昭和大学藤が丘病院眼科，准教授／医長
2015年	同大学藤が丘リハビリテーション病院眼科，教授

浦本　賢吾
(うらもと　けんご)

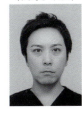

2012年	山梨大学卒業
2014年	東京医科歯科大学眼科，後期研修医
2016年	川口市立医療センター眼科，医員
2018年	東京医科歯科大学(現，東京科学大学)眼科，医員
2019年	同，特任助教
2020年	同，助教
2023年	同，助教／兼・学部内講師

杉原　一暢
(すぎはら　かずのぶ)

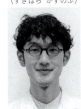

2012年	島根大学卒業 同大学医学部附属病院，研修医
2014年	同大学眼科，医員
2015年	同，助教

塙本　宰
(はねもと　つかさ)

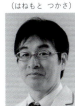

1992年	関西医科大学卒業 広島大学眼科学教室
1994年	尾道総合病院眼科
1996年	公立三次中央病院眼科
1997年	出田眼科病院
2005年	小沢眼科内科病院
2019年	はねもと眼科開設 獨協医科大学眼科，非常勤講師

鈴木　久晴
(すずき　ひさはる)

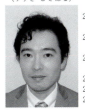

2001年	日本医科大学卒業
2003年	同大学眼科学教室，助手
2006年	神栖済生会病院眼科，医長
2010年	日本医科大学眼科学教室，医局長・病院講師
2011年	同大学武蔵小杉病院眼科，医局長・講師
2012年	同，部長
2016年	同，准教授
2018年	善行すずき眼科，院長 日本医科大学眼科，非常勤講師

若林　美宏
(わかばやし　よしひろ)

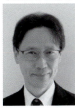

1988年	東京医科大学卒業 同大学病院入局
1992年	同大学眼科，助手
1994年	都立大塚病院眼科，医員
1996年	東京医科大学眼科，助手
1998年	立川綜合病院眼科，医長
2000年	東京医科大学眼科，講師
2005年	同大学八王子医療センター眼科，科長
2009年	同大学眼科，准教授
2014年	同，教授

分野別 エキスパートが伝授する手術適応の考え方
―タイミングと術式選択―

編集企画／昭和大学藤が丘リハビリテーション病院教授　西村栄一

加齢性白内障の手術適応……………………………………鈴木　久晴　　*1*

加齢性白内障の診断の分類と評価から，手術適応に関しては患者の希望によるものと医学的理由によるものに分けて，手術の術式も含めて解説する．

多焦点眼内レンズの手術適応………………………………大内　雅之　　*9*

多焦点眼内レンズの手術を行ううえでは，手術適応，各種レンズの適応とその選択，屈折ターゲット，それらの左右眼への振り分けと staged implantation と，詳細な計画が必要である．

狭隅角の白内障手術適応……………………………………窪田　匡臣　　*18*

緑内障診療ガイドライン第5版をもとに狭隅角の白内障手術について，適応，タイミングを解説する．

水晶体脱臼・亜脱臼の手術適応……………………………浅野　泰彦　　*27*

水晶体前方移動に伴う狭隅角化，前房内への水晶体脱臼，眼底への水晶体落下例は早期手術を行う．術中は手術補助器具を用いてさらなる合併症を未然に防ぐ．

眼内レンズの度数ずれに対する再手術適応………………飯田　嘉彦　　*34*

再手術の選択肢には，①エキシマレーザーによるタッチアップ，②secondary piggyback，③IOL 交換があり，初回手術からの経過時間や屈折誤差の程度などを考慮して選択する．

Monthly Book
OCULISTA

編集主幹／村上　晶　高橋　浩　堀　裕一

CONTENTS

No.141 / 2024.12 ◆目次

瞳孔不整に対する手術のタイミングと対処法……………………………早田　光孝　　*39*

　瞳孔不整に加療を行う基準としては，羞明，グレア，ハロー，近方視力の低下などの患者の訴えがある場合となる．虹彩縫合，縫着について症例を提示して解説する．

眼内レンズ亜脱臼の手術適応………………………………………………堝本　宰　　*48*

　眼内レンズ（IOL）亜脱臼の対応は，視力に影響がない場合は経過観察とし，影響がある場合や眼組織に損傷がある場合には IOL を摘出し，新しい IOL を小切開で固定する方法が推奨される．

緑内障手術のタイミング……………………………………………………杉原　一暢　　*55*

　緑内障手術は侵襲的な治療法であるが，点眼薬による治療は限界がある．患者の視野，余命を考えて早期から緑内障手術介入を行うことで，患者の生涯の QOV を守る必要がある．

黄斑上膜手術のタイミング…………………………………………………若林　美宏　　*62*

　黄斑上膜において，M-CHARTS で測定可能な変視量や，OCT のエリプソイドゾーン（EZ）と COST ラインの状態，中心網膜厚や内顆粒層と EIFL の厚さは，手術のタイミングを考える際の参考になる．

網膜分離症手術のタイミング………………………………………………浦本　賢吾　　*70*

　病的近視患者の硝子体手術は，術後合併症を生じる可能性が高いため，患者の歪視の主訴・視力低下・網膜分離症の悪化傾向を総合的に加味しながら慎重に行うべきである．

● Key words index…………………………… 前付 *2*
● Writers File………………………………… 前付 *3*
● FAX 専用注文書…………………………… *79*
● バックナンバー 一覧……………………… *81*
● MB OCULISTA 次号予告………………… *82*

「OCULISTA」とはイタリア語で眼科医を意味します．

前付 *5*

Monthly Book

OCULISTA
オクリスタ

2024. **3**月増大号

No. **132**

眼科検査機器はこう使う！

■編集企画
二宮欣彦
行岡病院副院長

2024年3月発行　B5判　170頁
定価5,500円（本体5,000円＋税）

この一冊で機器の使い方をマスター！
8つに細分化して項目立てされた
本特集は**様々な疾患における
診断や評価、検査方法**などを詳説！
豊富な図写真でわかりやすく、
エキスパート達の最新知見も
盛り込まれており、日常診療に役立つ
眼科医必携の増大号特集です。

目　次

Ⅰ．視機能検査
・視機能検査

Ⅱ．屈折・光学検査
・高次収差（波面センサー）

Ⅲ．視野検査
・ハンフリー静的視野検査

Ⅳ．眼軸長測定検査
・白内障手術のための光学式眼軸長測定装置
・近視進行管理に必須な光学式眼軸長測定装置

Ⅴ．広角眼底撮影
・外科的病態
・内科的病態

Ⅵ．前眼部OCT
・角膜診療
・白内障手術
・ICL 手術のレンズサイズ決定における前眼部OCT の活用
・緑内障（隅角）
・緑内障（手術）

Ⅶ．OCT
・緑内障
・黄斑上膜，黄斑円孔，分層黄斑円孔
・Age related macular degeneration（加齢黄斑変性）
・網膜循環
・病的近視
・OCT アンギオグラフィー

Ⅷ．疾患別検査
・ドライアイの検査
・円錐角膜，診断・治療のための検査

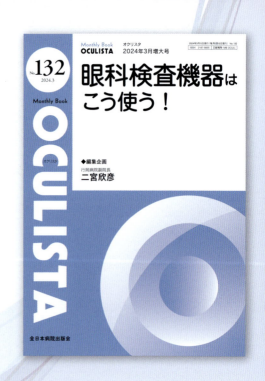

全日本病院出版会

〒113-0033　東京都文京区本郷 3-16-4　Tel:03-5689-5989
www.zenniti.com　　　　　　　　　　　　Fax:03-5689-8030

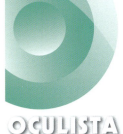

特集／分野別 エキスパートが伝授する手術適応の考え方
—タイミングと術式選択—

加齢性白内障の手術適応

鈴木久晴*

Key Words : 白内障手術(cataract surgery)，視覚の質(quality of vision)，コントラスト感度(contrast sensitivity)，狭隅角(shallow angle)，超音波乳化吸引術(phacoemulsification and aspiration)

Abstract : 白内障の一番大きな原因は加齢である．よって，手術適応には様々な因子を考えなければならない．しかし，現在の白内障の手術は安全性が高く，術後の視機能が非常に重視される時代となってきた．よって，術前の手術適応の判断は非常に大切である．白内障の診断には混濁の分類から，手術にあたっての核硬度のステージ分類などがあり，症状と白内障との関連性によって手術適応が判断される．かつては視機能評価は視力だけであったが，現在はコントラスト感度や収差の解析など，より緻密に解析可能である．このように手術の適応を患者の主訴と客観的なデータと組み合わせることによって手術を施行することとなる．実際の手術では超音波乳化吸引術がゴールドスタンダードであるが，時には水晶体囊外摘出術などのマニュアルの手術を選択するほうが侵襲は少ない場合もある．

はじめに

現在の白内障手術は安全性が高く，また小切開になり術後の惹起乱視が予測可能となったことで屈折矯正手術の意味合いを持つようになった．よって，白内障手術の適応を考えるうえで，術後の視機能の向上に関して，よりシビアな状態となってきている．基本的には患者の希望により手術適応を決めるというスタンスであるが，たとえ患者が希望しなかったとしても医学的に手術が必要となる場合も多い．高齢者の白内障手術の適応は，病状による症状の改善だけでなく，患者の周りの環境変化も考えねばならず，一言で手術適応であるかないかを判断することが難しい場合もある．しかし，白内障手術によって患者の生活の質(QOL)が改善し，より良い生活を維持できるように加療のタイミングを脱することがあってはならないと考える．よって，今回患者の希望と医学的に手術をしなければならない場合の2つの観点から白内障の手術適応について考えてみたい．

白内障の診断

基本的に白内障の診断は細隙灯顕微鏡で行う．白内障はいくつかの病型に分類されているが，白内障の混濁部位により症状も変わる．一般的には皮質白内障，核白内障，前囊下白内障，後囊下白内障に大きく分類される(図1)．これらはLOCS分類，Wilmer分類，Oxford分類，WHO分類などにより詳細にステージ分類されるが，実際には手術の術式や難易度においては核硬度を色別にグレード分けした古典的な分類であるEmery-Little分類(図2)が用いられることが多い．白内障の副病型としては，waterclefts(WC)，retrodots(RD)，focal dots(FD)，coronary cataract(CC)，

* Hisaharu SUZUKI, 〒251-0871 藤沢市善行 1-22-11 善行すずき眼科，院長

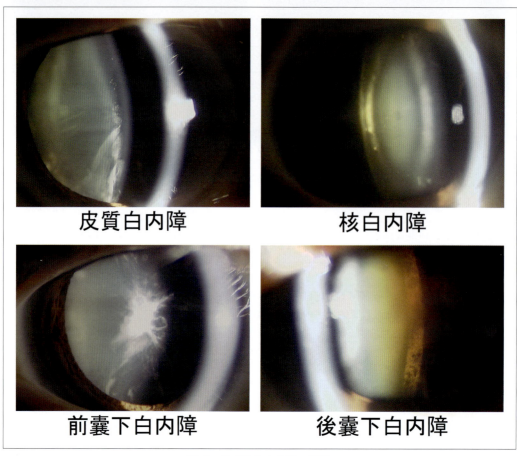

図 1. 代表的な白内障の混濁

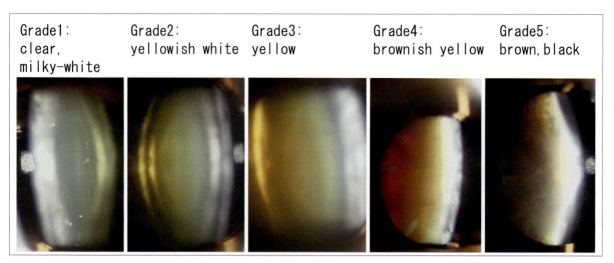

図 2. Emery-Little 分類による核硬化度と色調

vacuoles(VC), fiber folds(FF), などがあるが[1], 水晶体皮質浅層の Y 時縫合に間隙が生じることで発生する WC(図 3)は複視の原因や遠視化する傾向があり[2,3], また RD は複視の原因だけでなく近視化してくるなど, 視力低下の原因として考えられており注意してみるべき所見である.

細隙灯顕微鏡にて白内障と診断したら, 次は白内障による視機能を客観的に評価する. 視力検査

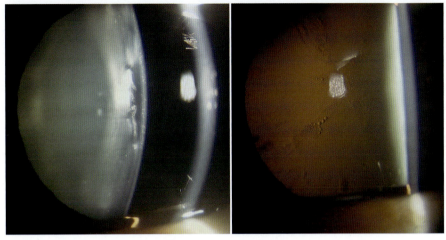

図 3. Waterclefts（WC）

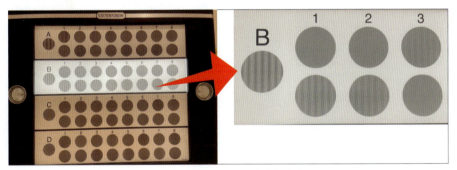

図 4. コントラスト感度視力表

は最も一般的な指標であるが，視覚の質（quality of vision : QOV）を評価することは難しい．この視力以外の評価法としてはコントラスト感度，グレア，波面収差解析がある[4]．コントラスト感度とは，画像工学分野で応用されている空間周波数特性（MTF）を視覚系に応用したものである．この検査により日常生活においてものがはっきり見えるか，つまり対象物の輪郭をはっきり識別できるかという評価をすることができる（図 4）．白内障の症状で言えば，いわゆる霧視の評価ということになる．グレアとは水晶体混濁部位による光の散乱の評価，つまり眩しさにより，どの程度コントラストを低下させているかの評価である．車の運転をしているときに対向車のライトが眩しいなどの症状の評価となり，コントラスト感度視力表のCSV-1000（Vector Vision）などで検査することができる（図 5）．波面収差とは実際の光学系から出る理想波面からのずれのことを言う．収差はメガネなどで矯正可能な低次収差とそれ以外の高次収差に分けることができる．KR-1W（TOPCON）などの波面センサーはこれらの収差を定量化することができるため，例えば単眼複視の症状が角膜に起因するのか水晶体に起因するのかなどを評価することができる（図 6）．

手術適応の判断とタイミング

1．患者の希望による手術適応

白内障の症状として視力低下，霧視，羞明などがあるが，この症状と水晶体の混濁部位と病型が一致すれば基本的には手術適応になる．その際に必ず眼底検査を行い，症状が白内障と一致していることを確認することが大切である．特に黄斑機能が維持されているかどうかで選択する眼内レンズの種類も変わってくる可能性があるため，当院では白内障手術症例全員をOCTにて黄斑部を精査している．黄斑部に疾患がある場合には黄斑疾患についての精査を行い，術前に加療するのか，もしくは白内障手術と同時に硝子体手術などにより

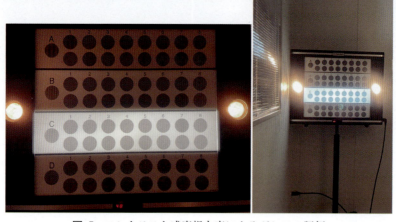

図 5. コントラスト感度視力表によるグレアの評価

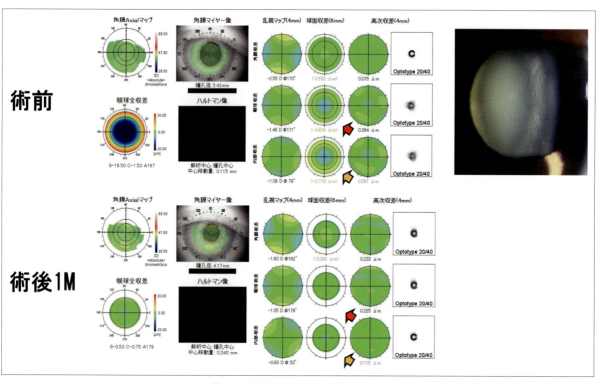

図 6. KR-1W による波面収差解析
内部に負の球面収差が強く認められ(黄色矢印),全体の球面収差(赤矢印)に影響しているが,術後には改善していることがわかる.

同時に加療するのかは疾患によって異なるので,今回は省く.よって,白内障の症状と混濁部位の関連性を見ていきたいと思う.

まずは視力低下であるが,後嚢下白内障の場合には光学部の中心が混濁してくることが多く視力低下の症状が顕著であるため,白内障手術をすることによって患者の術後のQOLは劇的に向上する.よって,後嚢下白内障が視力低下の原因と考えられる場合は積極的に手術適応としたほうが良いと考える.もちろん,皮質白内障や前嚢下白内障であっても瞳孔領に混濁がある場合には視力低下を生ずるので,散瞳しない状態で瞳孔領に混濁があるという状態を実際の映像にて患者に示すことが大切である(図7).

次に羞明であるが,特に車の運転時に不快感を訴えている場合が多い.混濁部位としては皮質白

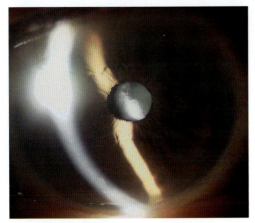

図 7. 無散瞳状態での皮質白内障
散瞳しなくても中心に混濁があることで患者は病像を理解しやすい．

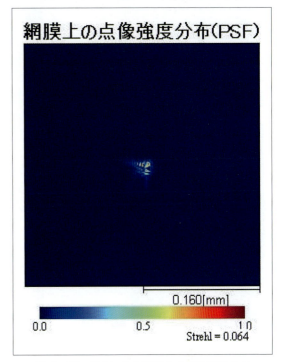

図 8. KR-1Wによる網膜上の点像強度分布
単眼複視の評価と説明に有用である．理想的には一点の像を示すが，単眼複視の症例では図のように像が乱れている．

内障が原因となっていることが多いが，視力そのものは良好であることが多いので散瞳検査のうえ，皮質白内障の有無を精査する．羞明を感じる時間と場所は，夜や車の運転中のトンネルの出入り口などで，瞳孔径が変わって周辺の皮質白内障が見え方に影響する場合が多いからである．

複視が生じた場合には，それが両眼性なのか片眼性なのかを評価することが大切である．患者本人に聞くことが大切である．もちろん両眼性の場合には眼球運動を精査することになるが，片眼性の場合には中心部にどの程度の混濁があるかを評価する．細隙灯顕微鏡による評価が通常であるが，KR-1Wなどの収差測定機器には網膜への結像シミュレーションを表示することができるため，片眼性の複視の評価としては有用であるだけでなく，患者説明においても説得力がある(図8)．

また，短期間で屈折が変化していく場合も白内障による影響を疑う．核白内障の進行は屈折としては近視化していくために，眼軸やもう片眼との屈折の比較により屈折の変化が白内障によるものであると判断することができる．患者としては，最近メガネが合わなくなりメガネ屋でメガネを作ったが，数か月で合わなくなったなどの症状を訴えることが多い．しかし，長期間で徐々に片眼のみ核白内障が進み，もう片眼が正視になっている場合は長期間のうちにモノビジョンを獲得している場合もあるので，白内障手術を施行する際の眼内レンズの度数選択には十分な注意が必要である．この場合には患者がそれを自覚している場合が多いので，度数選択には十分な聞き取りと説明が大切である．

2．医学的理由による手術適応

医学的理由による白内障手術の適応としての代表格としては狭隅角による緑内障の急性発作の可能性が高い場合であろう．以前は狭隅角に対してはレーザー虹彩切開術(LI)が一般的であったが，水疱性角膜症の発症などの問題があり[5)~7)]，白内障手術を施行するほうが安全性は高いということが一般的になっている．Hayashiらは，緑内障眼に対して白内障手術をすることによって有意に眼圧が下がることを報告している[8)]．よって，緑内障もしくは緑内障を発症しうる眼に対して白内障手術が適応となる場合がある．狭隅角の診断において，まずは通常の細隙灯顕微鏡でvan Herick法による分類になるが，可能であれば隅角鏡を施行し閉塞度を評価すると良い．また，周辺虹彩前癒着(PAS)が多い場合には隅角癒着解離術の同時手

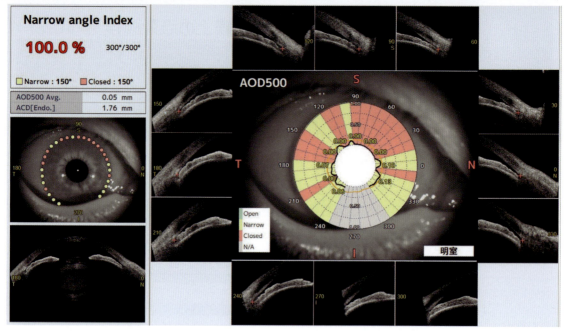

図 9. CASIA Ⅱ による隅角のスター解析
360°隅角の閉塞度合いを評価でき，インデックスを表示できることで患者の理解度が上がる．

術も適応となるからである．そして，診断において最近であれば前眼部 OCT による隅角の閉塞度を評価することができるので，CASIA Ⅱ（TOMEY）に搭載されているスター解析などのアプリケーション（図 9）は患者説明においても非常に有用であると思われる．

次に眼底疾患を発症しうる全身疾患を有している状態，つまり眼底疾患に対して加療が必要な場合である．多くの場合は白内障に対して症状が出ている場合も多いが，稀に白内障が強くても手術をしたがらない患者も存在する．例えば，糖尿病の場合は網膜症の有無は眼底検査によるフォローとなるが，眼底がきちんと精査できなければ加療のタイミングが遅れる場合もある．そして，糖尿病網膜症を筆頭としたレーザー光凝固による加療を必要とされる眼底疾患の場合には，白内障の混濁の程度によってはレーザーの瘢痕がつきにくく不十分な治療となってしまうこともあるため，眼底疾患の加療が必要とされる場合には患者の症状がそれほど強くなくても白内障手術が必要となる場合もある．

また，医学的にではないが社会的に手術をすべきと考えられる状態もある．高齢者であれば，そ

の後にさらに活動的になっていくということは考えにくく，足腰が弱って 1 人での移動が厳しくなる状態や，施設に入るべき状態となることがある．このような状態になると局所麻酔下での日帰り手術による加療は厳しくなってくる．また，認知症などが進んでくると手術を受けるということさえも認知することが難しくなり，手術を受ける時期を脱してしまうことが多い．全身麻酔下での手術は入院が必要となることが多く，このような状況自体が認知症を進ませてしまうこともある．逆に軽度の認知症であれば，白内障手術をすることによって認知機能の改善を認めることもあるので，軽度の認知症を発症している時点では積極的に白内障手術を勧めたほうが良い場合もある．

最後に今回の内容とは逸れるが，6 歳以下の小児白内障の場合，そもそもは症状自体を訴えることができないが，小児の場合は白内障と診断された時点で手術をすべきである．言うまでもなく，白内障があれば遮閉しているのと同じ効果を持つこととなり，そのままにしておくことで弱視となってしまうからである．眼内レンズの長期安定性において問題なく効果的であり，両眼性の白内障のほうが片側性より成績が良かったとの報告[9]

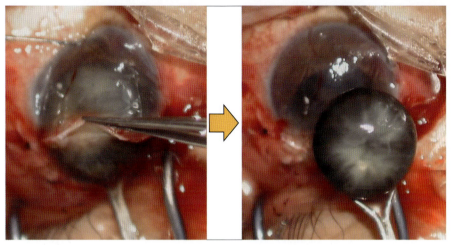

図 10. 黒色白内障に対してのICCE
摘出時には切開創を広くし, かつ鑷子にて開大させないと娩出しにくい.

もある. しかし, 小児の白内障は一般成人と異なる状況でもあるため, 全身麻酔のうえ熟練した医師が執刀するべきである.

術式選択

1. 超音波乳化吸引術

現在の白内障手術の多くは本術式をとることとなる. 本術式の一番の利点としては小切開で施行することができるため, 術後の切開創の回復が早く感染予防ができるというだけでなく, 術後の惹起乱視を予測できるようになったことであろう. よって, 現在の白内障手術は超音波乳化吸引術を用いることができるようになったおかげで屈折矯正手術的な意味合いを持つようになった. 挿入する眼内レンズの種類は, 術前の患者のデータをよく検討し, トーリック眼内レンズを用い角膜乱視を矯正する場合や, 目標度数を自分の生活スタイルを考慮して決定することでQOLを向上させることができる. また, メガネの使用頻度を下げたいのであれば多焦点眼内レンズなどの使用などを検討することによって, 術後の患者の生活スタイルを大きく改善させることができる.

2. 水晶体嚢外摘出術(ECCE)

日本において, ほとんどの場合は本術式を選択することは非常に少なくなった. 基本的には術中に後嚢破損やチン小帯断裂などの合併症が起きた場合に本術式を選択することとなる. しかし, グレード5などの超音波では, 破砕が非常に困難な症例では本術式を選択したほうが結果的には安全性が高くなる場合もある. しかし, ECCEを選択するとなると通常であれば大きな切開創を必要とし, 切開創を縫合するべきであり, 術後の惹起乱視の調整などが難しい. 一方で, 角膜輪部より離れた強膜からアプローチし, フラウン切開を行い強膜トンネルを長くすることで, 無縫合で手術を終えることができる術式もある. この術式は, 現代でも一部の国では行われている. 理由としては低コストで電機などのエネルギーがいらないためである. よって, 発展途上国を中心に本術式も進化を続けている.

3. 水晶体嚢内摘出術(ICCE)

本術式も通常では行われなくなったが, 核が硬くチン小帯が弱い症例などは結果的にはICCEとなってしまう場合がある. 特に視力が出ない症例でも高度の白内障でチン小帯が外れてしまったことにより緑内障の急性発作を起こすことがあり, この場合にはICCEの適応となる(図10). ICCEの際には特に切開創の大きさには要注意である. 水晶体は直径10 mm, 前後径は4 mmと言われているが, 黒色白内障は後ろが凸のコマ状になっていることがあり, 10 mmの切開創を作っても娩出しにくい場合もある. この場合にはさらに切開創を広げることが必要になるが, 患者が緊張状態にある場合には駆逐性出血などのリスクが高くなる

ため，前置糸をいくつかおいて，娩出後にすぐに切開創を仮縫合できるような状態としておくことがポイントである．

おわりに

白内障の手術適応，特に加齢性白内障について説明した．加齢により白内障となることは必発であり，人生100年と言われる現代において，患者のQOVを維持するために適切な手術時期と術式選択が必要となる．

文　献

1) 佐々木　洋：混濁と視機能. IOL & RS, **26**(1)：23-26, 2012.

2) Qu J, Sasaki H, Sakamoto Y, et al：Higher-order ocular aberrations caused by crystalline lens waterclefts. J Cataract Refract Surg, **36**：799-805, 2010.
   Summary　Waterclefts は高次収差を増やし，視力低下を起こす原因となることを示した文献.

3) Tanimura N, Hatsusaka N, Miyashita H, et al：Visual Function and Functional Decline in Patients With Waterclefts. Invest Ophthalmol Vis Sci, **60**：3652-3658, 2019.

4) 戸田良太郎，前田直之：白内障と視機能―コントラスト感度，グレア，高次収差―. IOL&RS, **26**(1)：27-31, 2012.

5) Schwartz AL, Martin NF, Weber PA：Corneal decompensation after argon laser iridectomy. Arch Ophthalmol, **106**：1572-1574, 1988.

6) Shimazaki J, Amano S, Uno T, et al：Japan Bullous Keratopathy Study Group. National survey on bullous keratopathy in Japan. Cornea, **26**：274-278, 2007.

7) Yamagami S, Yokoo S：Role of Monocytes/Macrophages in the Etiology of Bullous Keratopathy After Argon Laser Iridotomy. Transl Vis Sci Technol, **11**(9)：33, 2022.

8) Hayashi K, Hayashi H, Nakao F, et al：Effect of cataract surgery on intraocular pressure control in glaucoma patients. J Cataract Refract Surg, **27**(11)：1779-1786, 2001.
   Summary　閉塞隅角緑内障に白内障手術を施行すると有意に眼圧が下がることを示した文献.

9) Oshika T, Endo T, Kurosaka D, et al：Long-term surgical outcomes of pediatric cataract-multivariate analysis of prognostic factors. Sci Rep, **13**(1)：21645, 2023.

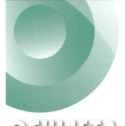

特集／分野別 エキスパートが伝授する手術適応の考え方
—タイミングと術式選択—

多焦点眼内レンズの手術適応

大内雅之*

Key Words: 多焦点眼内レンズ(multifocal intraocular lenses), 適応(indications), レンズ選択(lens selection), 焦点距離(focal length), コントラスト(contrast)

Abstract: 多焦点眼内レンズ診療においては，手術の適応と，各種レンズの適応，屈折の設定などを左右眼にどう適応させていくか，という多段階に適応を考えていく必要がある．まず多焦点レンズはその光学構造から単焦点レンズよりも適応が狭いが，それを左右するもののなかに，網膜，中枢の解像度という，術前客観的に評価できない要素（ブラックボックス）が含まれている．さらに，症例個々の術前屈折，矯正手段と矯正状況，ライフスタイルと患者の希望から，焦点特性と光学ロスを軸に，レンズと屈折ターゲットを決める．手術手技的には似ているが，適応という側面では，単焦点レンズの白内障手術とは全く異なる考え方が必要な手術である．

はじめに

多焦点眼内レンズ(以下，多焦点レンズ)の使用を検討すると，その時点から，医師，患者ともに，単焦点眼内レンズ(以下，単焦点レンズ)を使用した白内障手術とは，全く異なる考え方が必要になってくる．大まかには，まずその症例(その眼)に多焦点レンズ挿入が適しているのか，そして多種用意されている多焦点レンズのなかから，第1眼にはどのレンズを選択するのか，第2眼にはどのレンズを選択するのか，レンズによっては正視とは限らない術後目標屈折をどこにするのか，さらには左右眼の手術インターバルなど，頭を使う作業が途端に増えてくる．本稿では，多焦点レンズの適応と選択について，単焦点レンズとの違いにも注目しながら解説する．

多焦点レンズ診療の難しい理由

教科書的な適応となると，白内障以外に視力に影響する疾患がなく，角膜形状，眼底断層像などにも，形態的な不整がみられないなどが挙げられるが，多焦点レンズが良い結果をもたらすか否かには，さらに高度かつファジーな判断が要求される．

図1をご覧いただきたい．多焦点レンズを入れると，まず眼内レンズ固有の光エネルギー配分は決まっているので，前眼部や乱視のfactorプラス網膜や中枢の解像度(これをその眼のポテンシャルと表現する)と，「その眼内レンズによるコントラストの劣化」の組み合わせ如何で，仕上がりの視機能が決まる．そこで，いわゆる教科書的な適応は図1-aの部分になるが，図1-bの部分が定量できないためにブラックボックスになっている．この状態で，術前にその症例が自信を持って多焦点レンズを挿入できる症例か，術前検査から眼疾

---

* Masayuki OUCHI, 〒601-8449 京都市南区西九条大国町 9-1 大内雅之アイクリニック，院長

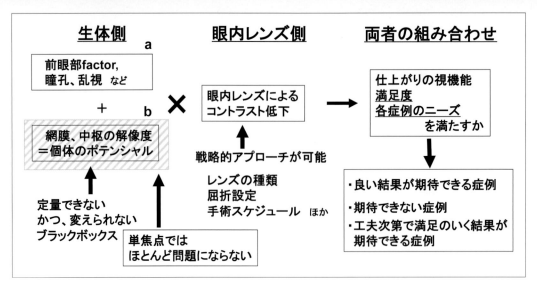

図 1. 多焦点眼内レンズ診療の難しい理由

患はみられなくても止めておいたほうが良い症例か，工夫次第で成功の可能性がある症例かを考えなくてはいけない．つまり，単焦点レンズでは，ほとんどの症例で術後視機能に影響しない要素が，多焦点レンズではレンズで光が減らされている分，thresholdが下がり，眼のポテンシャルという微妙なものが，術後視機能に影響してくる．しかも，これを正しく評価する方法がない．ここが多焦点レンズ診療の最も難しい点である．ただし，我々術者が戦略的にアプローチできる部分もあるので，それによって適応を拡げて満足度を上げることがポイントになる．これらのハンドリングに，経験とセンスを要求されるところが多焦点レンズ診療の難しい理由である．

多焦点レンズの選択

そこで，最初のステップとして問診から様々なことを吸い上げるのだが，職業，運転状況，スポーツなどの趣味，読書，パソコンなどの近業作業の内容と頻度などのライフスタイルを聴取すると同時に，神経質，完全主義など，多焦点レンズが合わないとされている気質にも注意を払う．これらから，まずその症例が，①老眼鏡の要時装用は認容できるが，コントラストは落としたくない人か，②コントラストには寛容な生活だが，眼鏡装用は可能な限り避けたい人かを判断したい．この，①か②かによって，戦略が大きく変わってくるので，最初の患者説明のトーン（多焦点レンズを積極的に勧めるべき症例か，慎重に話を進めるべき症例か）も異なるからである．一方，臨床所見では，眼底所見，角膜形状解析などの教科書的なアイテムに加えて，筆者は白内障の程度と矯正視力の関係，屈折異常と裸眼視力の関係も重視している．ここから，その眼のポテンシャル（図1-bの部分）を推測したいからである．

この基本を押さえたうえで，次に多種多数の多焦点レンズのなかから，どのレンズを選択するかを考えなければいけない．図2に，その基本的な考え方を示す．最近は，国内で認可を受けて販売されているモデルは，かなりシンプルな構成になってきたが，まず横軸を見ていただくと，我々の作業は，通常一番近いものが読書や携帯電話の約30 cm，次がノートパソコンなど約40 cm，次がデスクトップパソコンのモニターや楽譜で，少し離れて約50 cm．ここまでが大まかに近くのグループである．その次となると，大抵一足飛びにテレビ，その先は運転やスポーツなどに代表される遠方ということになる．そこに，単焦点から各種多焦点レンズの明視域（守備範囲）を載せていくと，図2-aのようになる．ここには，現在国内ではすでに販売が終了しているものもあるが，その後の説明がしやすいようにここでは残してある．

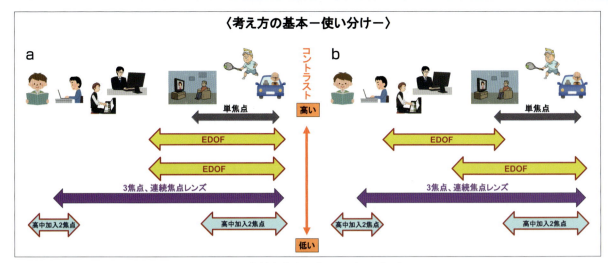

図 2. 各種多焦点眼内レンズの明視域
a：EDOF：焦点深度拡張型レンズ
　　高中加入2焦点：高加入，中加入2焦点眼内レンズ
b：EDOF の monovision を併用した場合

次に縦軸はコントラストで，下にいくほどコントラストが落ちる．ハロー・グレアなどの異常光視症の程度も，レンズ間のキャラクターの違いはあるが，おおむね下にいくほど強くなると考えて良い．まずこういう前提をしておくと，患者にもイメージしてもらいやすい．これを基本に，応用的な使い方として，最もコントラストの高いタイプのレンズで，ノートパソコンなどを見せたいときには，屈折ターゲットを少し近視寄りにすることで，このカテゴリーのレンズの守備範囲を動かすことはできる(図2-b)．この場合は運転，スポーツなどの最遠方は犠牲にするかたちになる．さらにもう片眼は，同じレンズを正視にターゲットして入れることで，両眼開放で，コントラストの良いレンズで広く明視域をとる，いわゆるmonovisionの併用も含めると，かなりのニーズをカバーできるはずである．

このようにして焦点特性を横軸に，コントラスト特性を縦軸にイメージしながら，問診をとって選択していくと，診療の方針がぶれなくて良い．

各種多焦点レンズは発売と同時に，どの辺りの距離をターゲットにして作られているかは強調されているが，従来の単焦点レンズよりもコントラストが落ちることは製造者側からのインフォメーションではあまり重視されていないので，経験的に掴んでおく必要がある．

また，不快光視現象についても，自身の術後の患者からのフィードバックに加えて，講演などで各施設から提示される独自の情報をチェックしておきたい．

各種多焦点レンズの適応と実際の運用

まず，術前遠視症例で眼鏡依存を減らしたい患者は多い．ただ，この場合，漠然と「眼鏡がなければ」と答えているケースも多いため，改めて「老眼鏡くらいはかけても良いのか，それとも，その老眼鏡もやめたいのか」と一言聞いておくことも必要である．実際には，若年時には調節力もあり，良好な裸眼遠方視力だったのが，今は遠用眼鏡が必要になっていることのみに不満を持っていて，裸眼遠方視力さえ得られれば満足なケースは少なからずある．

反対に，術前近視のケースはバリエーションが多い．軽度近視で遠用眼鏡を装用しており，近見は眼鏡を外して裸眼で暮らしているケースでは，よほどの変化を求めない限り，単焦点レンズの近方焦点が第一選択になる．もし，眼鏡依存をなくしたいのであれば，すでにコンタクトレンズを装用しているはずだからである．一方，コンタクトレンズユーザーであれば，コンタクトレンズによ

る完全矯正をしているケースと，近方視を重視して，ある程度の遠方視力不足を認容しつつ，コンタクトレンズを低矯正にしているケースでは，患者ニーズも異なるはずで，十分に聞き取りをすることが重要である．このように，臨床所見と教科書的適応だけで多焦点レンズ診療を前のめりに進めることは術後不満を生む原因ともなるので，ケースごとに追加の問診が重要である．

そのヒントとなるパターンごとのレンズ選択の考え方を，代表症例を交えて以下に述べる．

1. 老眼鏡の依存を極力減らすことが希望のケース

このケースは，かつては眼内レンズ面で4ジオプトリー(D)，または3Dの高加入2焦点レンズが使われ，そのコントラスト低下に耐えうるポテンシャルの眼においては，かなりの近方まで見えるため，ニーズの合致した症例で満足度が高く得られた．ただし，これらのレンズは，コントラストの点でセーフティマージンは若干狭いレンズであることも常に念頭に置き，次善の策も準備したうえで，手術に臨むことが肝要であった．このカテゴリーは，いずれも最近すべて発売が終了したため使えないが，レンズの一覧に加えておくことで，レンズ選択の基本の理解，または患者説明に使える．

そこで現在，このニーズに対して実際には，3焦点レンズ(Clareon PanOptix：Alcon社)，または連続焦点レンズ(シナジー：Johnson & Johnson社)の2つが選択肢となってくる．そのほかにも，最近は同じく3焦点レンズの(Vivinex Gemetric：HOYA社)が登場した．これまでの使用実績の多い前2者には，使用上知っておくと良い点があり，各レンズにおける，遠・近それぞれのレンズの焦点特性上，PanOptixは，first negative[*1]，シナ

ジーは，first positive[*2]を選択するという点である．PanOptixは，0.5D遠視寄りにずれたときの近方視力の落ち込みが大きく，逆に0.5D近視寄りにずれたときの遠方視力の落ち込みは少なく[1]，一方のシナジーは，0.5D遠視寄りにずれたときの40cm視力の落ち込みは少なく，0.5D近視寄りにずれたときの遠方視力の落ち込みが比較的大きいからである(図3)．

次に，第1眼にこれらのレンズを挿入してもなお，近方視力の不足を訴えられた場合は，それ以上の近方重視のメニューはなく，コントラスト低下に対する患者側の解像度の問題なので，この場合は，よりコントラストの良い低加入モデルやEDOF(焦点深度拡張型レンズ)を用い，遠方をやや犠牲にしたマイナス寄りの屈折ターゲットを使うべきである．もう一眼にも同じレンズを選択して両眼加算効果に期待する考えもあるが，不確実なものへの期待になる．

症例1：64歳男性，会社員．術前中等度近視で，遠用眼鏡のみ所持．書類などは，眼鏡を外してかなり顔に近づけて見る習慣を持っていた．

このような症例では，近方焦点が術前よりも大きく離れてしまうと，近方視力の不足を感じることがある．術前評価では網膜，中枢のポテンシャルは高いと判断したので，先行手術では迷わず連続焦点レンズを選択した(図4-a)．

しかし，術後1週間経っても，遠方視には不満がないものの，近方視力が上がらず，患者本人も「近くが見えにくい」と訴えていた．現状で最も高加入な多焦点レンズを入れ，術後屈折が正しくても近方視力が足りないとなると，これはコントラストの問題である．

[*1] First negative：術後正視を目標とした眼内レンズ度数が，眼内レンズの設定度数とちょうど一致しないときに，大きいほうの度数のレンズ(術後屈折予測が若干マイナス寄りになるほう)

[*2] First positive：術後正視を目標とした眼内レンズ度数が，眼内レンズの設定度数とちょうど一致しないときに，小さいほうの度数のレンズ(術後屈折予測が若干プラス寄りになるほう)

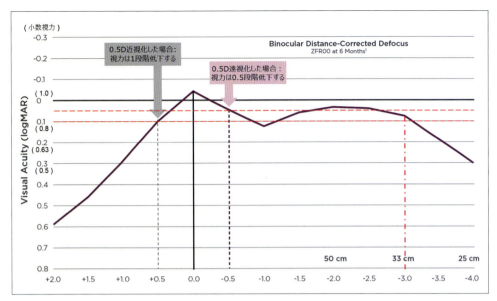

図 3. 連続焦点眼内レンズの焦点深度特性

（メーカー提供資料）

<症例1の第2眼で採るべき戦略>

そこで，第2眼には低加入だがコントラストがより良い EDOF レンズを，−0.75 D をターゲットに挿入した．結果，第2眼の裸眼遠方視力は若干 compromise されたが，裸眼近方視力は十分となり，両眼開放で遠近ともに良好な裸眼視力が得られた．

本症例の術後コントラスト感度を見ると，全周波数領域で左右眼のコントラスト感度に差があり，連続焦点レンズ挿入眼では，80歳代の健常下限を下回っている．つまり本症例は，網膜，中枢のポテンシャルが若干低く，低加入モデルでは良好に機能したものの，それよりも光学ロスの高加入レンズの挿入には耐えられない眼だったということになる（図4-b）．

2．コントラストの低下を極力避けたいケース

患者自身のライフスタイルや嗜好，術前矯正状況などから主に遠方重視に伴ってこの選択になるケースと，初期緑内障など，軽度のハンディキャップがありながら，多焦点レンズを希望するケースが含まれる．

まず重要な後者である白内障以外の眼疾患を有するケースから説明する．ここには明らかな眼疾患はなくても，角膜高次収差が大きい，円錐角膜の境界例なども含まれる．ただし，視野検査でMD 値がどの程度なら多焦点レンズを入れても良いのか？ 黄斑形状がどの程度なら，黄斑上膜の症例でも多焦点を選べるのか？ といった議論はしない．この議論には，そもそも正解はないうえに，症例個々の網膜解像度，耐用性は異なる．ここでは，このように迷うケースでの手術戦略の考え方について図5で解説していく．

明らかに術後視力に影響を及ぼすようなケースは同然対象外とするとして，例えば初期の緑内障で単焦点レンズ手術であれば，良好な視機能が期待できるケースで，病期に左右差がある場合，手堅くいくなら，まず進行度の高いほうに単焦点レンズを遠方焦点で挿入する．これで満足のいく裸眼遠方視力，矯正近方視力が得られれば，僚眼に多焦点レンズを入れる．この場合の選択としては，近方視の患者希望と原疾患による予想される視機能への影響などから，いくつかのパターンが考えられる（図5-Route A, B）．一方，第1眼が単焦点レンズ挿入でも十分に良い視力が得られなければ，僚眼で十分な視機能を獲得する必要があるため，眼鏡依存は認容して，第2眼も単焦点を選択するべきである（図5-Route C）．次に，患者自身の多焦点レンズ希望が極めて強い場合は，順序

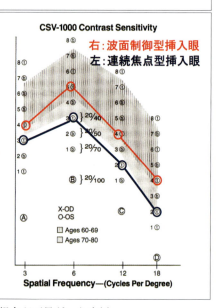

a: 64歳男性, 会社員
・若年時は軽度近視

術前
RV=0.06(1.2×-4.0=C-2.5 Ax80°)
LV=0.06(1.0×S-6.5=C-2.5 Ax95°)
眼軸長　右24.83 mm、左24.68 mm→左：核白内障、矯正視力は良好

まず、左眼に連続焦点レンズを挿入

術後
LV=1.0×(n.c.)
NLV=0.3(1.0×+3.0D=C-0.5 Ax90°)
S:近くが見えにくい

b: 第2眼には、波面制御型レンズを-0.75Dターゲットで挿入

RV=0.5×IOL(1.5×-0.75=C-0.5 Ax90°)
LV=1.0×IOL(1.5×S-0.75=C-1.5 Ax90°)
NRV=0.8×IOL(1.0×+1.5=C-1.5 Ax90°)
NLV=0.5×IOL(1.0×S+3.5=C-1.5 Ax90°)

BV=1.2
NBV=0.8

図4. 連続焦点眼内レンズで近方視力が不足だった症例
a：術前〜第1眼手術後結果
b：第2眼手術後結果

を逆にして，先行眼として視機能の良いほうの眼に多焦点レンズを入れる．この場合も，連続焦点や3焦点を選ぶか，EDOFを選ぶかも考える必要はある．そして，その結果が良好であれば，第2眼は，やはり近方視の患者希望と原疾患による予想される視機能への影響などから，いくつかのパターンが考えられる（図5-Route D）．第1眼が十分に満足のいく視機能でなければ，当然第2眼も単焦点レンズである（図5-Route E）．

次に，主にコントラスト，特に遠方視像を重視する症例での戦略を図6に提示してみる．先行手術は，優位眼にEDOFを正視をターゲットに挿入してみる．これで遠方視が不満であれば，第2眼の選択肢は単焦点レンズしかなくなる（図6-Route C）．最もコントラストの高い多焦点レンズでも遠方が不足するのであれば，やはりそれはコントラスト問題で，そうなれば，それ以上のものは単焦点レンズしかないからである．一方，EDOFは理論上は，近方焦点は50 cmくらいのやや離れた距離になるが，このような特性であっても，比較的若年で脳活動も活発な患者では読字に対応できるケースも多い．そのようなときには，

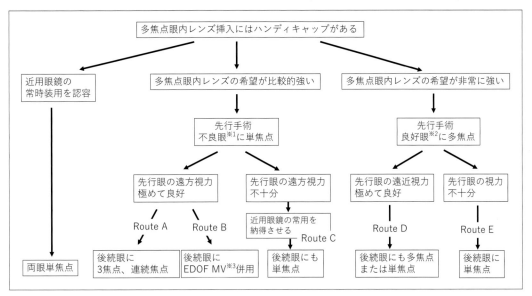

図 5. 軽度眼疾患を有する症例の多焦点眼内レンズ手術戦略
※1 不良眼：左右のうち，視機能がより不良と考えられる眼
※2 良好眼：左右のうち，白内障以外の眼疾患がより軽度と考えられる眼
※3 MV：monovision

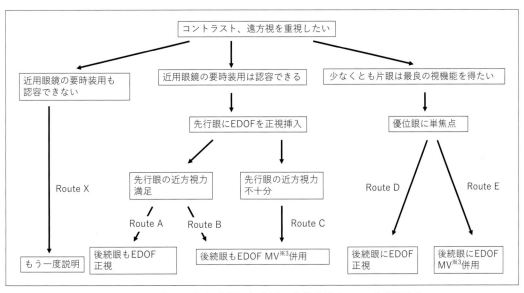

図 6. コントラストを重視した症例の多焦点眼内レンズ手術戦略

第 2 眼にも同じレンズ，同じ屈折ターゲットで処方するのが無難である（図 6-Route A）．反対に，第 1 眼では近業作業がやりにくい，との不足感がある場合は，次の一手としては，同じ EDOF レンズを 0.75～1.0 D くらい近視寄りの屈折ターゲットにして，monovision を併用するのがシンプルでわかりやすい（図 6-Route B）．この手法であれば，第 2 眼の見え方は第 1 眼の眼前に＋0.75 D くらいのレンズをかざしてみて，完全にシミュレーションすることができるからである．これでも近方が不足であるならば，第 2 眼の選択肢は，中加入もしくは高加入の 2 焦点レンズとなる．

さらには，最初から積極的に単焦点レンズ挿入を片眼にするケースもある（図 6-Route D, E）．カメラマン（カメラが趣味），アーチェリーなどの特殊スポーツにおいて，片眼には，相当に高いパフォーマンスを要求される，あるいは求められるケースがそれである．

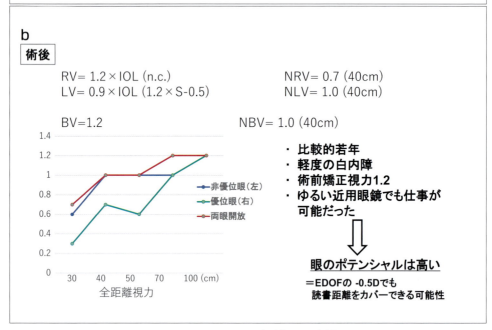

図 7. コントラストを重視した症例
　　a：術前
　　b：両眼手術後

症例 2：図 6 に従って，戦略を立てるべきケースをもう 1 例，例示する．

60 歳男性，会社員で，仕事はデスクワーク，デスクトップパソコンが中心で，ゴルフが好き．車はよく乗るが，夜は少しだけ，といったケース（図 7-a）．

術前矯正視力は良好な中等度の遠視眼で，手持ちの眼鏡で 1.2 の両眼開放視力が得られている．この症例のポイントは，まず現状で遠方矯正がしっかりできている．白内障は軽度で，矯正視力は良好というのが一点目であろう．したがって，ライフスタイルなども勘案して，遠方コントラストは落としたくないケースである．一方で，最良近方視力が得られる老眼鏡はハイパワーとなり装用感が悪く，手持ちの近用眼鏡は低矯正で何とかやっていることから，近方加入は大きく取らなくても良さそうで，近用眼鏡の要時装用を認容できると考えられる．となると，まずは EDOF を用いて，必要に応じて mild monovision を併用するという戦略になる．

本ケースでは，まず優位眼（右）に EDOF を，正視をターゲットに挿入した．結果，裸眼視力は遠方 1.2, 40 cm で 0.7 と十分に得られた（図 7-b）．次に非優位眼にも同様に EDOF を正視目標に挿入するか, mild monovision をかけるかであるが，同じレンズであれば，術後眼を利用して，眼前に矯正眼鏡を置いてシミュレーションができる．この場合は，＋0.5 D の矯正眼鏡で，遠方の犠牲は少なく，近方がより良く見えて favorable だったため，非優位眼には－0.5 D をターゲットとして同じ EDOF を挿入して，図 2 のような結果となった．遠近ともに良好な両眼開放裸眼視力が得られ，全距離視力を見ると，こちらも 30 cm の近方から 1 m の中間距離まで十分な実用視力が得られ，満足度の高い症例であった．

ここで，本症例のポイントをもう一度整理すると，①比較的若年の，活動的男性，②軽度の白内障で矯正視力良好，③遠視眼で手持ち眼鏡での近方矯正は不良の点から，近用眼鏡の非依存よりも，コントラストを優先させる症例で，また軽度とはいえ，白内障がありながら 1.2 の視力が保たれている点から，網膜，中枢のポテンシャルは高いと考えて良く，低加入で少々 defocus でも，読書までカバーできる可能性にも期待した（図7-b）．

まとめ

以上のように，多焦点レンズ手術の適応，各種多焦点レンズの特性とそれぞれにふさわしい適応をまずしっかりと把握して臨む．そして実臨床で多焦点レンズが選択肢に挙がってきたら，これらを勘案したうえで，目標屈折，さらには先行手術眼の結果を受けての後続手術眼の戦略（staged implantation）など，考えるべき点は相当にたくさんある．単焦点レンズと同じ姿勢で手術に臨み，レンズだけ多焦点を入れる，という手法では全く通用しない．術者は必ず患者と向き合って問診を取り，その問診から様々なことも吸い上げて，手術計画を立てていただきたい．

文　献

1) Hayashi K, Sato T, Igarashi C, et al：Effect of Spherical Equivalent Error on Visual Acuity at Various Distances in Eyes With a Trifocal Intraocular Lens. J Refract Surg, **35**：274-279, 2019.
   Summary 3 焦点レンズは，軽度遠視寄りも軽度近視目標のほうが，良好な遠近視力が確保できるとした論文．

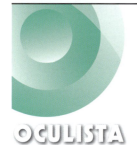

特集／分野別 エキスパートが伝授する手術適応の考え方
―タイミングと術式選択―

狭隅角の白内障手術適応

窪田匡臣*

Key Words: 閉塞隅角(angle closure), 前房深度(anterior chamber depth), 白内障手術(cataract surgery), 緑内障診療ガイドライン(glaucoma guideline), 原発閉塞隅角病(primary angle closure disease)

Abstract: 白内障手術は合併症の少ない安定した手術へと変化し，狭隅角眼に対する治療としても，白内障手術は理論的にも最も適した治療方法であることは論を俟たない．そのため近年は狭隅角，浅前房の所見が認められれば白内障手術を勧めるケースが多くなっている．
　しかし，狭隅角眼に対する白内障手術は通常の白内障手術に比較し難易度が高く，安易に適応とするべきではない．その適応を考えるうえで常に念頭に置いておかなければならないのは緑内障診療ガイドラインにおける狭隅角眼に対する治療法であり，病態を理解し白内障の程度と隅角所見を十分把握したうえで決定しなければならない．緑内障診療ガイドライン第5版をもとに閉塞隅角眼の病態，手術適応，治療のタイミングについて解説する．

はじめに

　白内障手術は，機器の進歩，手技，デバイスの改良に伴い，より飛躍的に安定度が増し，合併症の発生率が減少し，結果的に手術時間も短縮されてきている．通常の白内障手術を習得した術者の次のステップとなりうる症例の1つが狭隅角の白内障手術ではないだろうか．狭隅角の白内障手術は，前房が浅くスペースが取りづらいだけでなく，チン小帯脆弱や小瞳孔などを合併していることもある．さらには膨化した水晶体により狭隅角状態を形成している場合もある．このように一般的な白内障症例に比べて難症例であることが少なくない．
　狭隅角の白内障手術の目的の1つは急性閉塞隅角緑内障，いわゆる急性緑内障発作の予防である（図1）．急性緑内障発作は嘔気・嘔吐を伴う激しい頭痛，眼痛とともに高眼圧による恒久的な視機能障害を発生しかねない病態である．我々眼科医は，発作時の緊急の対応を行うことの大変さを知るゆえに，予防策として白内障手術を施行する．しかし，狭隅角を見たらすべての症例に対して白内障手術を行うべきなのか，その判断は未だ難しい．

　狭隅角の白内障手術適応について述べるにあたり，不可避であるのが緑内障診療ガイドラインである．緑内障診療ガイドライン第5版においては閉塞隅角について様々な角度から触れられており，また緑内障治療に注目して新たにクリニカルクエスチョン(CQ)が設定されているため狭隅角の白内障手術適応を考えるうえで非常に重要な指標となる．

　本稿においては緑内障診療ガイドライン第5版をもとに狭隅角の白内障手術適応とタイミングについて述べていきたい．

---

* Masaomi KUBOTA, 〒501-1194　岐阜市柳戸1-1　岐阜大学医学部眼科学教室，臨床講師・助教

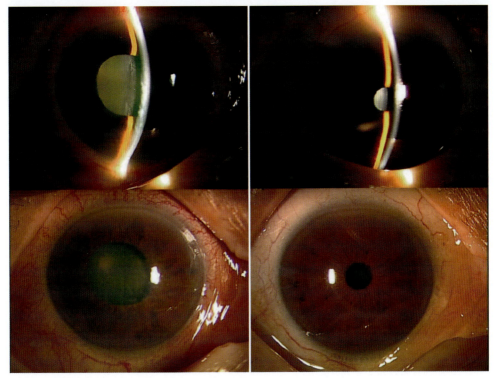

図 1.
右眼に急性緑内障発作をきたし浅前房となり，瞳孔は中等度散瞳，角膜にはデスメ膜雛壁や浮腫を認める(a)．左眼の角膜は清明であるが前房は浅い(b)．

閉塞隅角

狭隅角や浅前房という用語は一般的に解剖学的な特徴として隅角が閉塞している，もしくはしそうな状態である．多治見スタディにおいては，日本における閉塞隅角眼の頻度は40歳以上で1.1%と報告[1]されており発症率としてはかなり低い．この閉塞隅角は原発性と続発性に分類され，それらの病態を緑内障診療ガイドライン第5版[2]より抜粋し記載する．

1. 原発性

原発性は原発閉塞隅角病(PACD)として以下のように分類される．

1) 原発閉塞隅角症疑い(PACS)

PACSは，原発性の隅角閉塞はあるが，眼圧上昇や器質的な周辺虹彩前癒着(peripheral anterior synechia：PAS)を認めておらず，かつ緑内障性視神経症も生じていない状態である．すなわち，機能的隅角閉塞(appositional angle closure)のみを認めている．

2) 原発閉塞隅角症(PAC)

PACは，原発隅角閉塞によって眼圧上昇をきたしているか，もしくはPASを生じているが緑内障性視神経症を生じていない状態である．その発症速度による呼称や成因については，原発閉塞隅角緑内障に準じる．

3) 原発閉塞隅角緑内障(PACG)

PACGは，他の要因なく遺伝的背景や加齢による前眼部形態の変化などで惹起される(原発)隅角閉塞により眼圧上昇をきたし，かつすでに緑内障性視神経症を生じている疾患である．

PACGおよびPACの成因としては，①相対的瞳孔ブロック(relative pupillary block)，②プラトー虹彩(plateau iris)，③水晶体因子，④水晶体後方因子(毛様体因子など)が複合的に関与していることが多い．

それらの病態に関してはここでは詳細に触れないが，原発閉塞隅角症・原発閉塞隅角緑内障の治療のフローチャートとして図2のように記載され

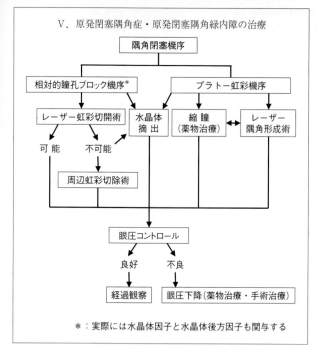

図 2.
閉塞隅角眼における相対的瞳孔ブロック機序,プラトー虹彩機序に関しては,ともに水晶体摘出の適応がある.

(文献 2 より転載)

ている.①瞳孔領における虹彩-水晶体間の房水流出抵抗によって生じる虹彩の前方膨隆が隅角閉塞をもたらす病態である相対的瞳孔ブロックや,②虹彩根部が前方に屈曲していることで散瞳時に隅角閉塞を生じる虹彩の形態異常であるプラトー虹彩に関してはフローチャートを参照いただければ水晶体摘出,つまり白内障手術を行えばともに解決するということは一目瞭然である.③の水晶体因子による隅角閉塞では,以前より白内障手術が第一選択として行われてきた.④に関しては毛様体・脈絡膜,硝子体が関与しているといわれており,主に濾過手術後の悪性緑内障のような病態を考えるため,毛様体の後方移動や硝子体の切除が治療の基本となる.

これらのことから閉塞隅角眼における①～③の病態では,すべて白内障手術の適応があるといえる.

2. 続発性

一方,続発性は以下のような病態に由来する.

1) 瞳孔ブロックによる

膨隆水晶体,水晶体脱臼,小眼球症,虹彩後癒着による膨隆虹彩など

2) 瞳孔ブロック以外の原因による

虹彩-水晶体の前方移動による直接隅角閉塞膨隆水晶体や水晶体脱臼など

3) 水晶体より後方に存在する組織の前方移動による

小眼球症,汎網膜光凝固後,眼内腫瘍,後部強膜炎,ぶどう膜炎(Vogt-小柳-原田病など)による毛様体脈絡膜剝離,悪性緑内障,眼内充塡物質,大量の眼内出血,未熟児網膜症など

4) 前房深度に無関係に生じる周辺前癒着による

血管新生(閉塞隅角期),虹彩角膜内皮(iridocorneal endothelial:ICE)症候群,ぶどう膜炎,手術,外傷など

一般的に続発性緑内障の治療は可能な限り原因疾患の治療を第一とする.そのなかで水晶体脱臼は白内障手術適応となりうるが,眼軸長が左右同程度でありながら左右の前房深度が異なるような,高度のチン小帯脆弱および断裂が疑われる場合もあるため,その際は硝子体手術を併用可能な体制で行うべきである(図3).したがって,続発性閉塞隅角症,続発性閉塞隅角緑内障に対しては白内障手術単独が治療の基本となることは比較的少ないといえる.

手術適応

次に,前述のPACDについての手術適応についてより詳細に触れていく.狭隅角の白内障手術適応を考えるうえで度々議論の対象となるのがレーザー虹彩切開術(LI)である.

急性原発閉塞隅角症(APAC)を予防するために従来から行われているLIを行うのか,白内障手術を行うのかという問題に対して,緑内障診療ガイドライン第5版[2]では新たに設定されたCQがありシステマティックレビューをもとに回答されている.

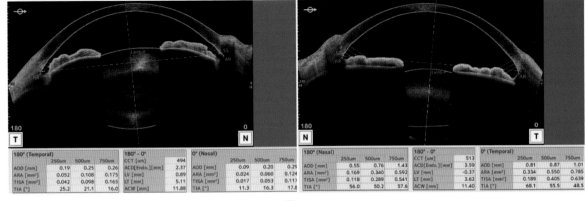

図 3.
前房深度に左右差を認め，一見右眼(a)に浅前房をきたしたようにみえるが，実際には左眼(b)の水晶体亜脱臼に伴い眼内レンズ挿入眼のように前房が深くなっており，術中に水晶体落下をきたし硝子体手術併用が必要であった症例(前房深度：a＜b)

近年は LI 後の水疱性角膜症のケースを考慮し白内障手術を優先していく傾向にあるが，改めて狭隅角の白内障手術の適応を考えたい．

手術適応を考えるうえで大きく①PACG，PAC と，②PACS に分けて考えたい．

1．PACG，PAC

PACG，PAC について緑内障診療ガイドライン第 5 版 CQ-8[2]において

「PACG およびその前駆病変としての PAC に対する治療の第一選択は水晶体再建術か，レーザー治療か？」

という問いに対し，

「PACG と PAC に対する第一選択治療として水晶体再建術を強く推奨する」

とある．そのエビデンスの強さも A(強)とし，

「症候性白内障の有無にかかわらず水晶体再建術を第一選択として選択可能であるが，絶対的な第一選択ではなく個々の症例の状況に応じてレーザー治療を選択する．また，眼圧が正常な PAC については治療適応を慎重に検討すべきことに留意する」

とある．

PACG，PAC においては白内障手術により隅角の開大だけでなく，眼圧下降効果も期待したい．LI より白内障手術を選択したほうが眼圧コントロールは良好であることから，積極的に白内障手術適応としたい．

PACG は原発開放隅角緑内障(POAG)に比較し 3 倍失明率が高い[3]反面，白内障手術より隅角開大を得られれば著明な眼圧下降を得られることも多々あり，白内障手術は非常に効果的な治療方法である．ただし，PACG においては緑内障性視神経症による視野障害の程度にも着目し，症例によってはより低い眼圧を目標に濾過手術を併用するべき症例も存在する(図 4)．

一方，PAC においては，症例数は少ないが経過観察していくと，約 28％が 5 年以内に PACG に進行するという報告[4]があり，緑内障性視野障害発症のリスクを考慮すると積極的に白内障手術を検討したい．

白内障に伴う視力低下や羞明などの自覚症状を伴う PAC であれば，白内障手術により症状が改善され，遠視が強ければ屈折矯正のうえで大きなメリットがある．たとえ術前に白内障による自覚症状がなくても，眼圧下降が得られれば将来的な緑内障性視野障害発症の抑制へとつながる．

一方，眼圧上昇を伴わない PAC に関して，年齢的に若く自覚症状を伴わない症例に対しては，術後の著しい調節力の低下を代表する眼内レンズ挿入に伴うデメリットもあるため慎重に適応を決めなければならない．

2．PACS

PACS に関しては緑内障診療ガイドライン第 5 版 CQ-9[2]において

「PACS に治療介入は必要か？」

という問いに対し，

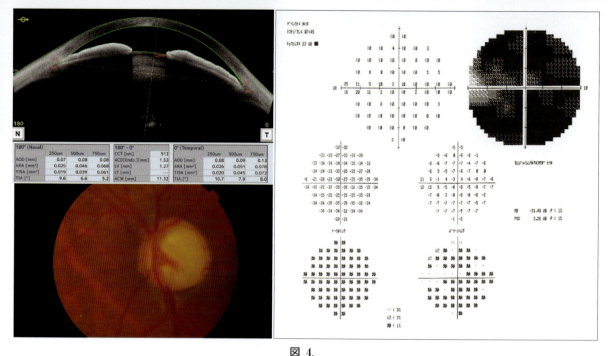

図 4.
点眼 3 種 5 剤に加え，炭酸脱水酵素阻害薬内服にて左眼圧 22 mmHg の PACG であり，水晶体再建術に加え濾過手術も必要と判断した症例

「PACS に対する治療介入にあたっては個々の症例によるリスク評価が必要であり，すべて一律には治療介入を行わないことを推奨する．APAC や PACG に進行するリスクが高い PACS 症例，特に APAC 発症眼の僚眼に対しては治療介入を行うことを推奨する」

と記載されている．エビデンスの強さは B(中) である．

PACS から PAS 発症，APAC 発症つまり PAC への移行について 6 年間の経過を追った 2019 年の中国の ZAP trial の報告[5]では，889 眼において無治療群で 36 眼に PAC へ移行しており，年間の発症率は 1,000 眼において 7.97 という比較的低い移行率であった．詳細には 1,000 眼あたりの年間発症率は，24 mmHg 以上の眼圧上昇が 1.11，PAS 発症が 6.64，APAC 発症が 1.11 と低い発症率であった．

このように PACS はあくまで"疑い"の状態であり，APAC 発症率は低く，APAC のリスクが高い一部の症例を除いて，PACS での白内障手術の適応とするには PAC 以上に慎重になるべきである．

日々の診察のなかで定期的に眼圧を測定するのはもちろんのこと，隅角所見，光干渉断層計 (OCT)の変化も捉え，PAC，PACG へ移行する可能性が高いような所見を認めれば白内障手術の適応としてもよいと思われる．

また，各種負荷試験陽性眼や，PACG の家族歴のある症例，糖尿病網膜症などの眼底疾患で散瞳する機会が多い症例，近年増加傾向にある抗 VEGF 硝子体内注射を頻回に行う症例は治療の適応と考えてよいと考える．

PAC，PACG 同様，自覚症状がある場合は白内障手術に対して同意を得られやすいが，自覚症状がない場合は治療の意義を十分に理解してもらえるようインフォームド・コンセントが必要である．

一方，APCA の僚眼のような APAC や PACG に進行するリスクが高い PACS 症例に対しては治療介入を行うことが推奨される．しかしながら LI は水疱性角膜症のリスクがあり，そのリスクファクターとして滴状角膜，糖尿病患者，急性発症既往，すでに角膜内皮細胞減少をきたしている症例が挙げられる．また APAC に対する不透明な角膜を通してのレーザー照射[6]はそのリスクを上げてしまう．

緑内障診療ガイドライン第5版のCQ[2]では治療介入の方法としてはシステマティックレビューの検索結果をもとにLI治療の意義について検討しているが，LIは瞳孔ブロックにのみ効果を持つため，他のメカニズム（プラトー虹彩，水晶体因子など）の場合にはレーザー隅角形成術，水晶体摘出術などの他の治療を考慮する必要がある．隅角鏡検査での閉塞の有無のみならず，前眼部OCTや超音波生体顕微鏡（ultrasound biomicroscopy：UBM）を用いた隅角閉塞メカニズムの評価が重要である．

タイミング

1. 急性の眼圧上昇を伴う場合

APACや急性原発閉塞隅角緑内障（APACG）に対しては恒久的な視神経障害の発症・進行をきたすため速やかに治療介入が必要となるのは言うまでもない．APAC，APACGに対する治療はLI，周辺虹彩切除，水晶体摘出であるが，発作後の角膜は混濁が強く，瞳孔は中等度散瞳状態となり，水晶体摘出の難易度はかなり高くなる．そのため緑内障診療ガイドライン第5版[2]のフローチャートに記載があるように，急性期の水晶体摘出術は合併症が生じやすく熟練した術者が行うことが推奨される（図5）．

緊急時の対応としては，まず浸透圧利尿薬や炭酸脱水酵素阻害薬の点滴で眼圧下降を図り，ピロカルピンにて縮瞳させる．その後，緊急の手術が可能であれば上記のような周辺虹彩切除もしくは水晶体摘出を行い，緊急の手術が可能でない状況であればLIを施行し，待機的に白内障手術を行うのも1つである．

一方で，APCAの僚眼において無治療での経過観察で50%にAPACを発症し，その1/3は1年以内の発症であったと報告[7]がある．本邦においても薬物のみの治療を行ったとしてもAPAC発症の僚眼においては5年間で26%にAPAC発症を認めた報告[8]もあるため，APACの僚眼に際しては高発症リスク群として早期に白内障手術を行うのが理想である．

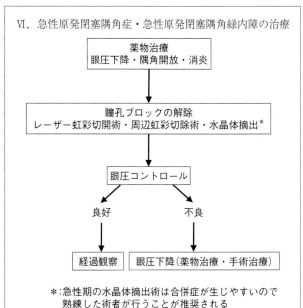

図5.
前房が浅いだけでなく，角膜混濁による透見性の低下，散瞳不良，チン小帯脆弱など難症例であることが予想されるケースが多い．

（文献2より転載）

2. 急性の眼圧上昇を伴わず，慢性的に進行する狭隅角の場合

慢性的に進行するPAC，PACGはAPAC，APACGとは異なり，眼痛と頭痛もなく，角膜浮腫による視力低下を伴うこともなく，緊急を要する状態ではない．PACGにおいては白内障に伴う自覚症状，眼圧，緑内障性視神経症の進行を，PACにおいては眼圧上昇やPASの程度を定期的に評価しながら治療のタイミングを検討する．

PACSではPACやPACGと同様，緊急を要するものではなく，定期的な診察のなかでPACやPACGへ移行するようであれば白内障手術を検討可能であるが，タイミングとしては判断が難しい．

前述のCQでは「PACSに対する治療介入にあたっては個々の症例によるリスク評価が必要であり，すべて一律には治療介入を行わないことを推奨する」とあり，狭隅角眼全例に対して積極的な治療介入を勧めるわけではない．

治療介入のタイミングの指標の1つとして参考にしたいのが，前房深度の測定である．シンガポールからはAPAC眼における平均前房深度は

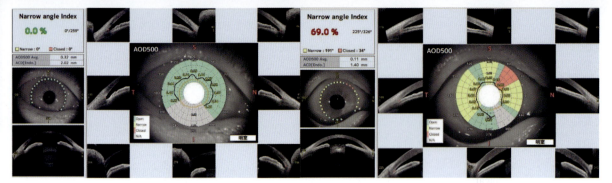

図 6.
隅角の OCT を 360°表示し中央には強膜岬から 500 μm 離れた角膜後面上の点と，その垂線が虹彩前面に当たるまでの距離を示す angle opening distance：AOD500 による狭隅角チャートが表示される．正常眼データの 5%タイル値を基準として，緑は Open(5%タイル値以上)，黄色は Narrow(5%タイル値未満)，赤は Closed (AOD500＝0.0 mm)と解析．画面左上には最終結果として Narrow angle index が表示される．上記基準範囲外(黄色または赤)の割合が 0～13.8%であれば緑，13.9%～は赤と表示される．

1.63 mm であり，僚眼においては 1.91 mm であったという報告[9]があり，本邦からは Yoshimizu らが前房深度は PAC 眼において 1.960±0.205 mm，APAC 眼において 1.407±0.301 mm であり，1.7 mm 未満が APAC 発症のリスクと考える報告[10]がある．

前房深度の変化は水晶体因子によるものが大きいと考えられ，水晶体厚は 40 代で 4.15±0.42 mm，50 代で 4.32±0.42 mm，60 代で 4.44±0.37 mm，70 代以上で 4.37±0.59 mm と加齢に伴い水晶体は変化し，40 代と 50 代の間および 50 代と 60 代の間には有意差があるが，60 代と 70 代の間には有意差がなかったと幡手ら[11]は報告している．年齢とともに水晶体が厚くなり，60～70 代の頃に瞳孔ブロックも加わり複合的に APAC，APACG となると考えられ，前房深度と水晶体厚を合わせて評価していくべきである．

前房深度の測定の他には，前眼部 OCT による隅角開大度の評価である．前眼部 OCT CASIA2 (トーメーコーポレーション，名古屋)の緑内障向けアプリケーションでは，撮影したデータから自動的に同定された強膜岬を起点に隅角角度を評価する機能を有し，Narrow angle index として狭隅角にリスクの高さを評価する機能を有している(図 6)．そのスクリーニングの性能として暗所にて感度 87.6%，特異度 84.9%という報告がある[12]．

前房深度の変化のみで PACS から PAC への進行を予測することは困難であるが，PAC 同様，定期的な眼圧測定，隅角の PAS の評価を行うとともに，前眼部 OCT で前房深度を測定していくなかで治療のタイミングを検討するのもよい．

おわりに

狭隅角の白内障手術は，APAC を予防，隅角閉塞を解除すること，隅角を開大させ眼圧下降を得ることを目標とする．狭隅角眼に対しては白内障手術を行うのが最近の風潮であり，角膜内皮への影響を考えると理論的には水晶体を摘出することによる隅角開大を狙うのが当然であり，根本解決となる．しかしながら，その適応に関しては緑内障診療ガイドラインを熟知したうえで検討すべきである．また，患者，施設の背景により白内障手術が困難な状況もあるため，白内障の程度や隅角所見を総合的に判断し，術前には病態を十分理解してもらい治療に同意してもらうインフォームド・コンセントが必要となる．

文　献

1) Iwase A, Suzuki Y, Araie M, et al：The prevalence of primary open-angle glaucoma in Japanese：the Tajimi Study. Ophthalmology, **111**：1641-1648, 2004.

2) 日本緑内障学会緑内障診療ガイドライン改訂委員会：緑内障診療ガイドライン（第5版）. 日眼会誌, **126**(2)：85-177, 2022.
Summary 新たにCQが設定された.

3) Asian Pacific Glaucoma Society(APGS)：Asia Pacific Glaucoma Guidelines. 3rd edn. Amsterdam：Kugler Publications, 2016.

4) Thomas R, Parikh R, Muliyil J, et al：Five-year risk of progression of primary angle closure to primary angle closure glaucoma：a population-based study. Acta Ophthalmol Scand, **81**：480-485, 2003.

5) He M, Jiang Y, Huang S, et al：Laser peripheral iridotomy for the prevention of angle closure：a single-centre, randomized controlled trial. Lancet, **393**：1609-1618, 2019.

6) Ang LP, Higashihara H, Sotozono C, et al：Argon laser iridotomy-induced bullous keratopathy a growing problem in Japan. Br J Ophthalmol, **91**：1613-1615, 2007.

7) Lowe RF：Acute angle-closure glaucoma：the second eye：an analysis of 200 cases. Br J Ophthalmol, **46**：641-650, 1962.

8) 安田典子, 景山萬里子：原発性閉塞隅角緑内障の予後. 日眼会誌, **92**：1316-1320, 1988.

9) Sng CCA, Aquino MCD, Liao J, et al：Pretreatment anterior segment imaging during acute primary angle closure：insights into angle closure mechanisms in the acute phase. Ophthalmology, **121**：119-125, 2014.

10) Yoshimizu S, Hirose F, Takagi S, et al：Comparison of pretreatment measurements of anterior segment parameters in eyes with acute and chronic primary angle closure. Jpn J Ophthalmol, **63**：151-157, 2019.

11) 幡手昭男, 広川博之, 小川俊彰ほか：正常眼における水晶体厚：年齢・屈折度との関連. あたらしい眼科, **15**：713-716, 1998.

12) Guo PY, Zhang X, Li F, et al：Diagnostic criteria of anterior segment swept-source optical coherence tomography to detect gonioscopic angle closure. Br J Ophthalmol, **108**：1130-1136, 2024.
Summary 前眼部OCTによる隅角閉塞の検出力についての報告である.

Monthly Book

OCULISTA

2022. **3**月増大号
No. **108**

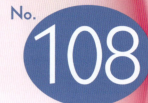

「超」入門
眼瞼手術アトラス
―術前診察から術後管理まで―

眼瞼手術は**この一冊から**！豊富な図写真とともに、眼瞼手術のエキスパートが**初学者に分かりやすく解説**した眼瞼手術手技特集！

編集企画 嘉鳥信忠 聖隷浜松病院眼形成眼窩外科顧問／大浜第一病院眼形成眼窩外科
今川幸宏 大阪回生病院眼形成手術センター部長
2022年3月発行　B5判　150頁　定価5,500円（本体5,000円＋税）

目次

- 眼瞼手術に必要な基本手技
- 手術に必要な眼瞼の解剖と機能の基礎知識50
- 霰粒腫に対する切開・掻爬
- 下眼瞼の先天睫毛内反に対する切開法
- 上眼瞼の先天睫毛内反に対する切開法と通糸法
- 内眥形成術
- 前頭筋つり上げ術
- 下眼瞼の退行性眼瞼内反に対するJones変法
- 下眼瞼内反、外反に対するlateral tarsal strip
- 瘢痕性眼瞼内反症（cicatricial entropion）に対する切開法＋lid margin splitting
- 眼瞼下垂症に対する眼瞼挙筋短縮術
- 眼瞼皮膚弛緩症に対する上眼瞼形成術
- 眼瞼皮膚弛緩症に対する眉毛下皮膚切除術
- 顔面神経麻痺に対する眉毛挙上術と外側瞼板縫合術
- 上眼瞼挙筋延長術
- 眼瞼裂傷と涙小管断裂
- 眼瞼腫瘍に対するopen treatment法と単純縫縮術
- 眼瞼悪性腫瘍に対するTenzel flapとHughes flap

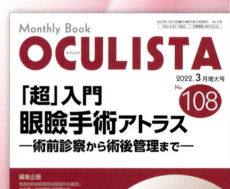

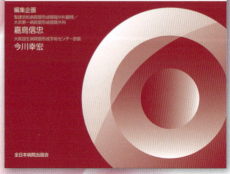

全日本病院出版会
〒113-0033　東京都文京区本郷 3-16-4　Tel：03-5689-5989
www.zenniti.com　　　　　　　　　　　Fax：03-5689-8030

特集／分野別 エキスパートが伝授する手術適応の考え方
―タイミングと術式選択―

水晶体脱臼・亜脱臼の手術適応

浅野泰彦*

Key Words : チン小帯脆弱(zonular weakness)，水晶体震盪(phacodonesis)，水晶体脱臼(subluxation of crystalline lens)，水晶体嚢拡張リング(capsular tension ring)，水晶体嚢フック(capsule expander)

Abstract : 難症例白内障手術の代表として挙げられるのはチン小帯脆弱・断裂に伴う水晶体脱臼・亜脱臼例に対する手術である．術前にチン小帯脆弱を見逃さないことが必要であるが，問診や細隙灯顕微鏡検査はこれを発見するための重要なツールであるため怠ってはならない．脆弱が軽度であれば手術を急ぐ必要はないが，水晶体前方移動に伴う狭隅角化や，前房内への水晶体脱臼例は高度の眼圧上昇をきたすため緊急手術を行う．水晶体が完全に眼底に落下している場合も水晶体が網膜に接触するリスクがあるため準緊急で対応する．手術においては capsular tension ring や capsule expander といった手術補助器具を積極的に用いることにより，さらなる合併症を未然に防ぐことが可能である．

はじめに

　水晶体脱臼とは水晶体が元ある場所から完全に外れた状態をいう．一方，残存チン小帯で部分的につながり，眼内で偏位した状態を亜脱臼と呼ぶ．難症例白内障手術の代表として第一に挙げられるのが水晶体脱臼・亜脱臼例であり，その原因はチン小帯脆弱・断裂である．本稿では，その診断と手術のタイミングおよび手術戦略について解説する．

水晶体脱臼・亜脱臼の診断

1．術前チン小帯脆弱診断
1) 自覚症状

　水晶体混濁を伴っている場合，自覚症状は通常の白内障と同様のことが多いが，水晶体震盪による動揺視や，体位変換による見え方の変化を自覚することがある．一方，マルファン症候群に伴う

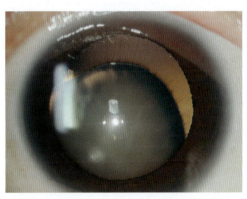

図1．マルファン症候群に伴う水晶体亜脱臼
水晶体偏位による視力低下をきたす．

水晶体亜脱臼例は比較的若年者に多く，白内障は軽度か伴わないことが多いが，水晶体偏位による視力低下をきたす(図1)．水晶体が硝子体腔内に落下している場合は無水晶体眼の状態となり，遠視化するため視力低下の自覚は強い(図2)．また，水晶体が前房側に偏位した場合は隅角閉塞をきたすため，眼圧上昇に伴う視力障害や眼痛などの症

---

* Yasuhiko ASANO, 〒142-0054　東京都品川区西中延 2-14-19　昭和大学病院附属東病院眼科，准教授

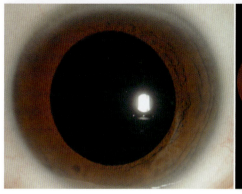
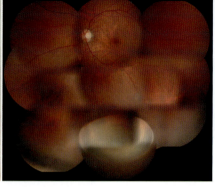

図 2. 眼底への水晶体落下例
a：細隙灯顕微鏡検査では無水晶体眼の状態である．
b：眼底検査にて落下した水晶体を確認できる．

状を訴える．

2）注意すべき既往歴

超高齢，偽落屑症候群，アトピー性皮膚炎，緑内障発作の既往，眼打撲の既往，強膜バックリング手術や硝子体手術の既往などはチン小帯脆弱・断裂のリスク因子である．このような既往歴がある症例においては，上記症状がなくてもチン小帯脆弱が疑われるため問診を怠ってはならない．

3）診察上の注意点

典型的な水晶体脱臼・亜脱臼例は通常の細隙灯顕微鏡検査にて容易に診断可能であるが，軽度のチン小帯脆弱例の場合は見逃すことも多く注意が必要である．前房深度の左右差，眼軸長に見合わない浅前房や深前房，瞬目時の水晶体震盪などの所見は要注意である．水晶体震盪については散瞳による毛様体弛緩によりチン小帯が引っ張られて震盪がマスクされてしまうことがあるため，無散瞳での診察を行う．

2. 手術のタイミング

水晶体偏位や併発する白内障が原因の視力障害がある場合は手術適応となる．脱臼・亜脱臼した

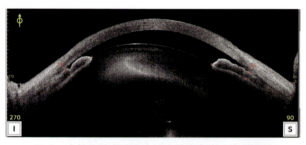

図 3. 水晶体前方移動を示す前眼部光干渉断層計
前方に水晶体が亜脱臼し，極度の狭隅角化をきたしているため早期手術を行う．

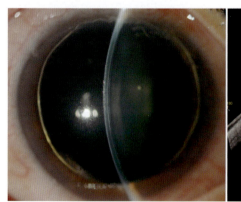
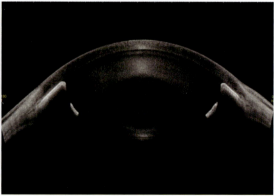

図 4. テニスボール外傷による前房内への水晶体脱臼例
細隙灯顕微鏡検査(a)，前眼部光干渉断層検査(b)にて前房内への完全脱臼を認める．
前房が消失しており緊急手術が必要である．

水晶体が虹彩裏面や毛様体に擦れて色素緑内障を発症し，眼圧上昇を生じる場合があり，この際は水晶体摘出が根本治療となるため早期に手術を行う．白内障が軽度であっても水晶体前方移動に伴う狭隅角化(図3)や，前房内への水晶体脱臼(図4)は高度の眼圧上昇リスクがあるため緊急な対応を要する．また，水晶体が完全に眼底に落下している場合は硝子体の液化が強い，または無硝子体眼であることが多く，眼内で水晶体が大きく動くため網膜接触のリスクがあり準緊急で対応する(図2)．

3．脱臼・亜脱臼した水晶体の摘出法
1）水晶体脱臼に対する手術戦略

脱臼した水晶体が眼底に落下している症例や，硝子体腔に水晶体が深く沈下している症例に対しては経毛様体扁平部硝子体手術を行う．パーフルオロカーボンを使用して落下水晶体を虹彩面まで持ち上げて水晶体乳化吸引術(phacoemulsification and aspiration：以下，PEA)，もしくは水晶体全摘術を行う手技が一般的だが，この際のパーフルオロカーボンは適応外使用となる．近年，ペンシル型バイポーラを使用して落下水晶体を串刺しにして持ち上げる方法も報告されている[1]．

2）水晶体亜脱臼に対する手術戦略
a）連続円形切嚢術(continuous curvilinear capsulorhexis：以下，CCC)

白内障手術において水晶体に触れる最初の手技はCCCであり，CCC時の前嚢雛壁と水晶体の揺れ具合がチン小帯脆弱度の診断材料となる(図5)．YaguchiらはCCC開始時の水晶体の揺れの程度を指標としてチン小帯脆弱度を分類し，5,447眼中，normal群(動揺なしかわずか)の0.18%，weak群(明らかな動揺あり)の27.6%，very weak群(強い動揺あり)の92.7%でPEAの際に後述する水晶体嚢支持器具が必要であったと報告している[2]．しかし，重度のチン小帯脆弱例に対してはそもそもCCCを行うこと自体が難しい．この場合，前房水を高分子眼粘弾剤(ヒーロンV®)に置換することにより，水晶体を硝子体と眼粘弾剤で

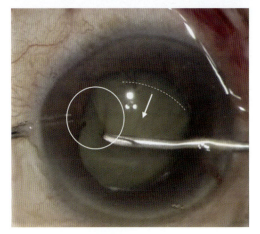

図 5．重度チン小帯断裂例におけるCCC開始時の前嚢雛壁と水晶体偏位
チン小帯脆弱によりチストトーム穿刺時に前嚢雛壁(○印)を認める．矢印方向に水晶体が偏位し，水晶体赤道部(破線)が露出している．

サンドイッチするように固定してCCCが可能になる場合がある．この際，眼粘弾剤を前房内に注入しすぎると水晶体が沈下してしまうため，前房水を抜きつつ，ゆっくりと前房内を眼粘弾剤に置換するように注入する．ただし，核硬度が高い場合は，引き続きPEAを施行するのは，たとえ手術補助器具を用いても困難である．CCC時に強い水晶体動揺があり，核硬度がEmery-Little分類4度以上の症例では嚢外摘出術または全摘術を選択するのが安全策である．

b）PEA，irrigation and aspiration(以下，I/A)

術前もしくはCCC時にチン小帯脆弱に気づかなくても，いざPEAを開始すると予想外に水晶体が不安定な場面に遭遇する場合がある．溝掘り時の水晶体沈下，1/2核吸引後の嚢のばたつきの所見は要注意である．また，チン小帯の隙間から灌流液が硝子体腔に流れ込み，前房が浅くなるinfusion misdirection syndromeも生じやすく，後嚢破損をきたしやすい．このような状況でやみくもにPEAを続行するのは核落下のリスクがあるため，嚢外摘出術または全摘術へのコンバートを躊躇するべきではない．嚢を残せた場合でもI/A時はさらに後嚢がばたつきやすくなるため誤吸引に注意する．

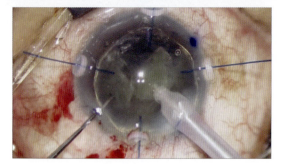

図 6. 水晶体亜脱臼例に対する CE 使用 PEA
CCC を完成できれば CE で水晶体嚢を固定することにより PEA を施行可能である.

c）手術補助器具

脆弱を疑った場合は補助器具を用いてチン小帯をサポートし, 断裂拡大防止に努める.

(1) **Capsular tension ring（以下, CTR）**: CTR は PMMA（poly methyl methacrylate）製リングであり, 嚢内に挿入して張りを保つことでチン小帯補助とするデバイスである[3)4)]. また, 術後嚢収縮抑制効果もある. 嚢拡張作用は強いが固定作用はないため, 1/3 周以下のチン小帯断裂例や軽度～中等度のチン小帯脆弱例が適応である.

(2) **Capsule expander（以下, CE）**: CE はフック形状の 5-0 ポリピロピレンの本体とシリコンストッパーから構成され, 先端に T 字型パッドを持つデバイスである[5)6)]. パッド部を前嚢下に潜り込ませるように挿入し, 嚢赤道部にあてて固定することにより嚢を支持・拡張する. 1 象限につき 1 か所に設置するのが基本であり（図6）, 部分断裂であれば断裂部に一致した象限に設置する. CTR が軽度～中等度のチン小帯脆弱例が適応であるのに対し, CE は重度のチン小帯脆弱例にも効果を発揮する[7)]. ただし終了時に抜去するため術後嚢固定作用はない.

d）CTR と CE 使用のタイミング

CTR 挿入タイミングは CCC 直後, PEA 中, 眼内レンズ（intraocular lens：以下, IOL）挿入前後が選択肢となるが, 筆者は IOL 挿入前後の挿入を原則としている. 前述のように CTR には嚢拡張作用はあるが固定作用はないため, 判断を誤り PEA 前やその最中に広範囲のチン小帯断裂例に挿入してしまったり, 挿入後に断裂が進行すると, 核が傾いて PEA を続行不可能となってしま

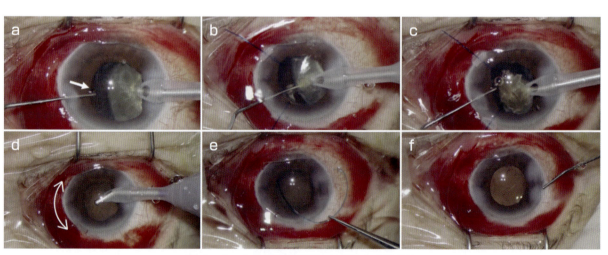

図 7. チン小帯部分断裂例に対する白内障手術
a：PEA 中にチン小帯部分断裂（矢印）を認めた.
b：CE を断裂部に一致する 2 か所に設置し嚢を固定した.
c：PEA 施行
d：CE を抜去し, チン小帯断裂範囲を確認した. 約 1/3 周の断裂（矢印）を認めた.
e：CTR を嚢内に挿入
f：IOL を嚢内固定して終了

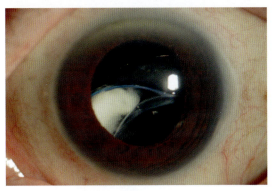

図 8. 進行性チン小帯脆弱に伴う IOL 脱臼例
チン小帯脆弱が進行し，IOL が囊ごと偏位している．

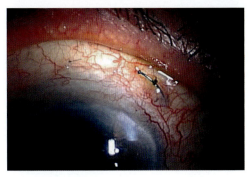

図 9. 強膜内固定術後の支持部露出例
強膜内に埋没した IOL 支持部が結膜上に露出している．毛様充血を伴い，眼内炎リスクが高い．

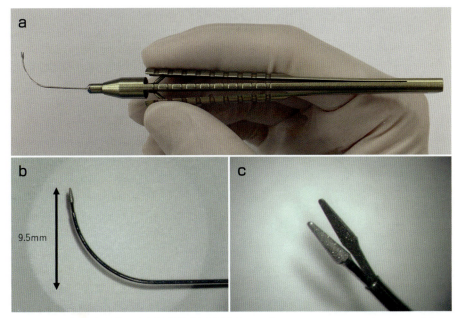

図 10. 浅野氏眼外ガイド用強膜内固定鑷子 25 G(Eye Technology，ME テクニカ)
太さ 25 G で先端から 9.5 mm の位置で 90°弯曲した形状である(a，b)．開閉部分はすべり止め加工が施されている(c)．

うことがその理由である．こうなってしまうとCTR 抜去が必要であるが，これにはかなり煩雑な手技を要する．そのため筆者は CCC 後に CE を前囊縁に掛けて PEA・I/A を行い，I/A 終了後に CE の牽引を緩めて断裂範囲を確認し，1/3 周以下の断裂であれば IOL を囊内固定し，さらに囊収縮抑制目的で CTR を挿入，1/3 周を超える範囲の断裂例の場合は囊を除去して縫着・強膜内固定を行っている．図 7 にチン小帯部分断裂に伴う水晶体亜脱臼例に対して CE と CTR を併用して手術を施行した 1 例を示す．

<IOL 固定法>

軽度から中等度のチン小帯脆弱例に対して無事に PEA もしくは囊外摘出術を完遂できれば IOL 囊内固定が可能である．チン小帯断裂例においては 1/3 周以下の断裂が囊内固定の適応となり，この際 CTR を同時挿入することで前述のように囊収縮抑制予防になる．ただし，偽落屑症候群や殴打癖のあるアトピー性皮膚炎の症例はチン小帯脆弱が進行性であり，術後 IOL 脱臼のリスクがあるため定期的な経過観察を行う(図 8)．

1/3 周を超えるチン小帯断裂例などの高度のチ

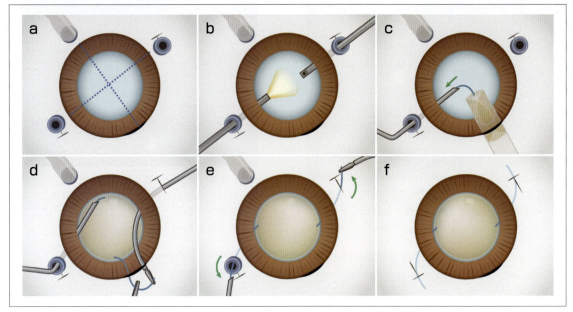

図 11. 眼外鑷子ガイド変法の術式
a：180°対側に強膜半層切開とそれぞれと同じ位置に硝子体手術ポートを作製し，直交する位置にIOL挿入用強角膜切開創を作製する．
b：硝子体手術を施行．
c：左手側のポートに27G針を挿入し，インジェクターから先行支持部を直接27G針内腔に挿入する．
d：右手側のトロッカーを抜去し，眼外ガイド鑷子を挿入して先端を強角膜切開創に露出し，眼外の後方支持部先端を把持する．
e：後方支持部を眼内に引き込んでそのまま強膜創より抜き出し，先行支持部も眼外に抜き出す．
f：強膜トンネルに支持部を埋没する．

ン小帯脆弱例に対しては仮に囊内固定できたとしても術後早期にIOL偏位をきたす可能性が高いため，囊を除去してIOL縫着・強膜内固定術を行う．高度のチン小帯脆弱例においては術中の硝子体脱出はほぼ必発であるため，硝子体牽引に伴う網膜裂孔発生リスクがある．そのため，周辺網膜裂孔の有無の確認と硝子体牽引解除のため経毛様体扁平部硝子体手術を同時に行うのが望ましい．近年は強膜内固定を選択する術者が多く，筆者も大半の症例で強膜内固定術を選択している．ただし，強膜内固定術は2007年に初めて報告[8]された新しい術式であるため長期にわたる経過観察は不可欠である．特に支持部露出については眼内炎リスクにもなりうるため慎重に経過観察を行う（図9）[9)10]．強膜内固定術には様々な術式が報告されているが，筆者は眼外鑷子ガイド変法を考案して行っている[11]．本術式の利点は90°弯曲した形状の専用鑷子（図10）を用いることにより難易度の高い後方支持部誘導手技を眼外で行うことができ，小瞳孔例でも問題なく施行できること，硝子体手術ポートと支持部を抜き出す創を共用することで強膜創が減少し低侵襲であるということである（図11）．

文 献

1) Aso H, Yokota H, Hanazaki H, et al：The kebab technique uses a bipolar pencil to retrieve a dropped nucleus of the lens via a small incision. Sci Rep, **11**：7897, 2021.

2) Yaguchi S, Yaguchi S, Asano Y, et al：Categorization and surgical techniques of weak zonule based on findings at capsulorhexis during cataract surgery. J Clin Exp Ophthalmol, **6**：1000407, 2015.

3) Hara T, Hara T, Yamada Y："Equator ring" for maintenance of the completely circular contour of the capsular bag equator after cataract

removal. Ophthalmic Surg, **22**：358-359, 1991.

4）Nagamoto T, Bissen-Miyajima H：A ring to support the bag after continuous curvilinear capsulorrhexis. J Cataract Refract Surg, **20**：417-420, 1994.
Summary 現在用いられている CTR の原型を示した.

5）谷口重雄：カプセルエキスパンダー. IOL&RS, **18**：82-83, 2004.

6）Nishimura E, Yaguchi S, Nishihara H, et al：Capsular stabilization device to preserve lens capsular integrity during phacoemulsification with a weak zonule. J Cataract Refract Surg, **32**：392-395, 2006.
Summary 重度チン小帯脆弱例を含む 12 眼に対して CE 併用 PEA 施行し，その手術成績を示した.

7）浅野泰彦，谷口重雄，西村栄一ほか：水晶体の動揺・亜脱臼を認める重度チン小帯脆弱症例に対する超音波水晶体乳化吸引術. 臨眼, **63**：1441-1445, 2009.

8）Gabor SG, Pavlidis MM：Sutureless intrascleral posterior chamber intraocular lens fixation. J Cataract Refract Surg, **33**：1851-1854, 2007.

9）Werner L：Flange erosion/exposure and the risk for endophthalmitis. J Cataract Refract Surg, **47**：1109-1110, 2021.

10）Pakravan P, Patel V, Chau V, et al：Haptic erosion following sutureless scleral-fixated intraocular lens placement. Ophthalmol Retina, **7**：333-337, 2023.

11）Kisanuki Y, Asano Y, Tomoyori E, et al：Trocar-assisted extraocular technique for intrascleral intraocular lens fixation using 90°-curved forceps：a modified extraocular forceps-guided technique. Jpn J Ophthalmol, **68**：538-547, 2024.

特集／分野別 エキスパートが伝授する手術適応の考え方
―タイミングと術式選択―

眼内レンズの度数ずれに対する再手術適応

飯田嘉彦*

Key Words: 屈折誤差(refractive error), エキシマレーザーによるタッチアップ(excimer laser touch-up), secondary piggyback, IOL 交換(IOL exchange), 再手術適応(reoperation indication)

Abstract: 近年の白内障手術では,眼軸長測定の精度向上や新しい IOL 度数計算式の登場により,術後の屈折予測精度が向上し,高精度な屈折コントロールが可能になっている.このため,白内障手術は屈折矯正手術としての側面や,多焦点 IOL やモノビジョン法による老視矯正手術としての側面が拡大している.良好な視機能を目指すうえで,術後の屈折誤差への対応は重要な課題であり,誤差が生じた場合には再手術を行うことを検討する必要がある.再手術の選択肢としては,①エキシマレーザーによるタッチアップ,②既存 IOL に IOL を追加で挿入する secondary piggyback,③IOL 交換が挙げられる.手術適応や術式の選択には,初回手術からの経過時間,屈折誤差の程度,挿入されている IOL の種類,水晶体囊や Zinn 小帯の状態,費用などを総合的に考慮する必要がある.

はじめに

現在の白内障手術では,光学式眼軸長測定装置の普及による眼軸長測定精度の向上[1)2)]に加え,長年本邦で使用されてきた第 3 世代の眼内レンズ(intraocular lens:IOL)度数計算式である SRK/T 式に代わり,Barrett Universal Ⅱ式をはじめとする新世代の IOL 度数計算式が急速に普及しつつあり[3)],術後屈折の予測精度が向上[4)]している.さらに,乱視矯正が可能なトーリックモデルは単焦点 IOL だけでなく,多焦点 IOL や明視域の拡大が期待される IOL にも導入され,乱視のコントロールが可能となった.このような背景から,現在の白内障手術は『屈折矯正手術』としての意味合いが一層強まり,術後の屈折を精度高くコントロールできることにより,多焦点 IOL の使用や,意図的に左右の屈折差をつけて明視域を拡大するモノビジョン法など,白内障手術による調節力の喪失を補う『老視矯正手術』の側面も広がってきている.

このように,白内障手術は良好な視機能を目指す手術として広く認識されるようになり,IOL の度数ずれ,すなわち白内障術後の屈折誤差が術後合併症としての重要性を増してきている.また,近年では RK(radial keratotomy),PRK(photorefractive keratectomy),LASIK(laser in situ keratomileusis)といった角膜屈折矯正手術後に白内障手術を施行する機会も増加している.これらの症例では,通常の IOL 度数計算式での正確な IOL 度数の算出が難しく,様々な計算方法が登場したことで,以前に比べて術後の予測精度は向上している[5)6)]ものの,それでも予想外の屈折誤差が生じることがあり,再手術を施行せざるを得ない場合もある.本稿では,白内障術後屈折誤差が生じた場合における再手術の選択肢,適応,手術時期などについて述べる.

---

* Yoshihiko IIDA, 〒252-0375 相模原市南区北里 1-15-1 北里大学医学部眼科学,准教授

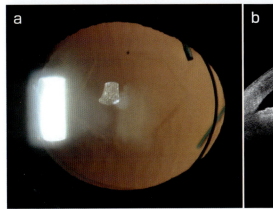
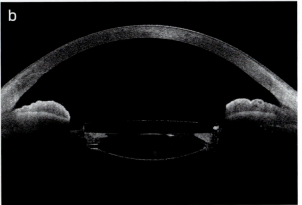

図 1. Secondary piggyback
a：前眼部写真．IOL が 2 枚挿入されており，それぞれの IOL の支持部が確認できる．また後嚢切開がすでに施行されている．
b：前眼部 OCT．嚢内に 1 枚，嚢外に 1 枚，計 2 枚の IOL が挿入されていることが確認できる．

白内障術後屈折誤差に対する選択肢

白内障術後屈折誤差に対する再手術の選択肢としては，①エキシマレーザーによるタッチアップ，②secondary piggyback，③IOL 交換が挙げられる．

1．エキシマレーザーによるタッチアップ

エキシマレーザーを用いた角膜屈折矯正手術によって，屈折誤差を矯正する．一般的には PRK や LASIK が施行される．この手術の利点は矯正精度が高い点である[7]．しかし，エキシマレーザー手術装置を有する施設でしか施行できないこと，自費診療であるため高額な手術費用が必要となることがデメリットとなる．円錐角膜などの角膜形状異常がないことや十分な角膜厚があること，また矯正量が大きくなると PRK では haze という角膜実質の混濁を生じる可能性がある点にも注意が必要である．エキシマレーザーによるタッチアップは眼内の IOL にアプローチすることなく施行可能なので，後述する secondary piggyback や IOL 交換が難しい症例，白内障術後から時間がある程度経過してしまった症例に対しても施行可能である．

2．Secondary piggyback

Piggyback とは，肩や背中に荷物を背負って運ぶ様子や肩車を意味する単語である．眼科領域では，"レンズ上にレンズを重ねる"という意味で用いられ，1 枚の IOL では屈折矯正効果が不十分な場合に 2 枚以上の IOL を挿入する手技を指し，これを piggyback 法と呼ぶ．初回手術時に複数枚の IOL を挿入する方法を primary piggyback といい，白内障手術後に残存する屈折異常がある症例に対し，すでに挿入されている IOL に重ねてもう 1 枚の IOL を追加挿入し，屈折誤差を矯正する方法を secondary piggyback という[8〜11]．

利点としては，現在挿入されている IOL を摘出する必要がないため，白内障手術後，長期間経過した IOL の交換よりも手術侵襲が少なく，また，YAG レーザーによる後嚢切開が行われていても施行可能である点が挙げられる（図 1）．欠点としては，矯正したい屈折度数によって適した IOL が見つからない場合があることが挙げられる．特にマイナス度数の IOL は少ないため，近視ずれの症例に対しては，エキシマレーザーによるタッチアップや IOL 交換のほうが対応しやすい．Piggyback の合併症としては，2 枚の IOL 間に水晶体上皮が侵入して後発白内障と同様の膜様物（interlenticular opacification：以下，ILO）が形成されたという報告がある[12]．これは，piggyback IOL を嚢内に挿入することで，嚢内に 2 枚の IOL が収まる結果，水晶体嚢の周辺部が癒着しにくくなり，水晶体上皮の増殖が抑えられないことが原因と考

えられている．したがって，後から挿入するIOLは囊外固定にすべきと考えられる．また，挿入されたIOLが虹彩面に近い場合，瞳孔捕獲や瞳孔ブロックを引き起こすという報告があり[13]，必要に応じて周辺部虹彩切除またはレーザー虹彩切開術を行うことが推奨される．さらに，IOLと虹彩が接触している場合には，pigment dispersionによる緑内障[14][15]が発生する可能性があるため，長期的に術後の経過観察にも注意が必要である．

Piggybackの際に挿入するIOLの計算は以下のように求める．

1）遠視にずれている場合

a）挿入するIOL度数＝矯正したい度数/0.7[9]または　矯正したい度数×1.5[10]

b）挿入するIOL度数＝矯正したい度数×1.4＋1.0[11]

2）近視にずれている場合

挿入するIOL度数＝矯正したい度数[8]

3．IOL交換

IOL交換の利点は，初回白内障手術後の早期であれば術後の侵襲が少なく，水晶体囊内への再挿入が可能であること，また長期予後も通常の白内障手術後と同様に良好で安定していることが期待できる点である．さらに，白内障手術を行っている施設であれば，特別な器械を必要とせず対応可能である．一方，欠点としては，手術から時間が経つほどIOLと水晶体囊との癒着が強まり，癒着の解除が困難になるためIOL交換がしづらくなる点や，Zinn小帯断裂などの合併症リスクが上昇する点が挙げられる．現在の白内障手術は小切開で行われるため侵襲が少なく，術後1か月程度で屈折値は安定するため，1か月経過観察しても屈折誤差が大きく改善しない場合，このタイミングでIOL交換の適応を判断し，実施することが望ましいと考える．

その他の注意点として，もともとZinn小帯が脆弱な症例では，早期にIOL交換を行ったとしてもZinn小帯断裂などのリスクがあり，水晶体囊

拡張リング（capsular tension ring：CTR）を使用することも検討して準備しておく必要がある．また，水晶体囊に亀裂がある場合には，IOLを水晶体囊から外す際に後囊破損が生じる可能性があるため，IOL交換を行うかどうか慎重に判断する必要がある．

IOL交換時に使用するIOLの度数選択については，複数の方法でIOL度数を計算し，その妥当性を確認したうえでIOLを選択することが重要である．まず，新たに眼軸長や角膜屈折力を測定し，術前の生体計測値と相違がないかを確認し，術前の生体計測が妥当であったかどうかを再評価する．生体計測の結果が妥当であったと判断された場合，初回手術の計算結果を確認し，術後の屈折誤差を加味した目標屈折に基づいて交換するIOL度数を選択する．

IOL挿入後の生体計測のデータを用いてIOL度数算出を行う場合，Barrett Universal II式をはじめとする新世代の計算式は，水晶体厚などのデータを使用してIOL度数を算出するため，IOL度数が算出できない場合がある．そのため，角膜屈折力と眼軸長からIOL度数を算出できるSRK/T式などの計算式で度数計算を行うことになるが，SRK/T式では角膜屈折力がスティープかフラットかによって屈折誤差が生じる可能性がある[4]ため，この方法のみを採用することは推奨できない．

また，標準的な眼軸長の場合，IOL度数が1D変化すると予測屈折値はおおよそ0.6〜0.7D程度変化するため，その逆数を用いることで，自覚屈折を1D変化させるためにIOL度数をどの程度変化させる必要があるかを計算できる．概算ではあるが，自覚屈折値を1D変化させるためには，IOL度数を約1.5D変化させる必要があるということになる．したがって，この方法では交換するIOL度数は以下の式で求められる．

交換するIOL度数＝挿入されているIOL度数
＋矯正したい度数×1.5

なお，屈折誤差に対して矯正する度数を決定す

る際には，眼鏡やコンタクトレンズ（contact lens：CL）を装用して決定するが，僚眼とのバランスや再手術後の見え方を患者に事前にイメージしてもらうために，シミュレーションも兼ねてCLを装用した状態での自覚屈折値の確認を行うことが有用であると考えている．屈折誤差が生じ，患者が期待していた見え方と異なるために再手術を希望する場合でも，再手術後に想定している屈折値での見え方が満足のいくものであるかを事前に確認しておくことも重要である．

おわりに

　白内障術後の屈折誤差に対する再手術を検討する際には，屈折誤差の大きさ，初回手術からの経過時間，挿入されているIOLの種類，水晶体囊やZinn小帯の状態，手術にかかる費用などを総合的に考慮し，どの術式を選択するか慎重に判断する必要がある．

　今回紹介した再手術の選択肢のうち，IOL交換手術は初回手術から1～2か月程度の早期に施行すれば，比較的難易度が低く，白内障手術を行っている施設であれば特別な設備を必要とせずに施行できるため，白内障術後の屈折誤差に対する再手術として有効な選択肢となりうると考えられる．本稿では，屈折誤差の対処法としてIOL交換手術を取り上げたが，多焦点IOLをはじめとする付加価値IOLに対する不適応症例や，別の種類のIOLへの交換が必要なケースにも有効な手技であるため，安易に推奨する手技ではないものの，白内障術者が習得しておくべき重要な手技の1つであると考える．

　また，再手術後の屈折が本当に患者にとって満足のいく見え方になるかどうかは，IOL挿入眼の状態だからこそ，CLシミュレーションを行うことで実感できるため，再手術後の見え方を事前に患者にもイメージしてもらい，理解を得たうえで手術に臨むことが望ましい．

文　献

1) Olsen T：Sources of error in intraocular lens power calculation. J Cataract Refract Surg, **18**：125-129, 1992.

2) Norrby S：Sources of error in intraocular lens power calculation. J Cataract Refract Surg, **34**：368-376, 2008.

3) 佐藤正樹，田淵仁志，神谷和孝ほか：2023 JSCRS Clinical Survey. IOL & RS, **37**：358-381, 2023.

4) Iijima K, Kamiya K, Iida Y, et al：Comparison of Predictability Using Barrett Universal Ⅱ and SRK/T Formulas according to Keratometry. J Ophthalmol, **2020**：7625725, 2020.
　Summary　Barrett Universal Ⅱ式はSRK/T式に比べてIOL度数計算の予測精度が高く，特に角膜の形状に影響されにくいという特徴を示した文献．

5) Abulafia A, Hill WE, Koch DD, et al：Accuracy of the Barrett True-K formula for intraocular lens power prediction after laser in situ keratomileusis or photorefractive keratectomy for myopia. J Cataract Refract Surg, **42**：363-369, 2016.

6) Iida Y, Shimizu K, Shoji N：Development of a New Method for Calculating Intraocular Lens Power after Myopic Laser In Situ Keratomileusis by Combining the Anterior-Posterior Ratio of the Corneal Radius of the Curvature with the Double-K Method. J Clin Med, **11**(3)：522, 2022.

7) Jin GJ, Merkley KH, Crandall AS, et al：Laser in situ keratomileusis versus lens-based surgery for correcting residual refractive error after cataract surgery. J Cataract Refract Surg, **34**：562-569, 2008.

8) Gills JP, Fenzl RE：Minus-power intraocular lenses to correct refractive errors in myopic pseudophakia. J Cataract Refract Surg, **25**：1205-1208, 1999.

9) 北大路浩史：Piggyback IOL白内障術後度数ずれの矯正法．IOL & RS, **15**(4)：338-343, 2001.

10) Gayton JL：Secondary piggyback IOL implant. OSN OPHTHALMIC HYPERGUIDE, December 27, 2005.

11) Habot-Wilner Z, Sachs D, Cahane M, et al：Refractive results with secondary piggyback implantation to correct pseudophakic refractive

errors. J Cataract Refract Surg, **31** : 2101–2103, 2005.

12) Werner L, Apple DJ, Pandey SK, et al : Analysis of elements of interlenticular opacification. Am J Ophthalmol, **133** : 320–326, 2002.

13) Kim SK, Lanciano RC Jr, Sulewski ME : Pupillary block glaucoma associated with a secondary piggyback intraocular lens. J Cataract Refract Surg, **33** : 1813–1814, 2007.

14) Chang WH, Werner L, Fry LL, et al : Pigment dispersion syndrome with a secondary piggyback 3-piece hydrophobic acrylic lens. Case report with clinicopathological correlation. J Cataract Refract Surg, **33** : 1106–1109, 2007.

15) Iwase T, Tanaka N : Elevated intraocular pressure in secondary piggyback intraocular lens implantation. J Cataract Refract Surg, **31** : 1821–1823, 2005.

特集/分野別 エキスパートが伝授する手術適応の考え方
―タイミングと術式選択―

瞳孔不整に対する手術のタイミングと対処法

早田光孝*

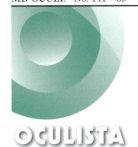

Key Words : 瞳孔形成(iridoplasty),虹彩縫合(iris suture),虹彩損傷(iris defect),虹彩離断(iris dialysis),外傷性散瞳(traumatic mydriasis)

Abstract:瞳孔不整に加療を行う基準としては,羞明,グレア,ハロー,近方視力の低下などの患者の訴えがある場合となる.もしくは白内障手術,眼内レンズ2次固定術などの術前に明らかな瞳孔不整による症状がある場合も安全性に配慮して同時手術での対応も考慮する.瞳孔形成の方法には,虹彩縫合,虹彩縫着があり,手技的には慣れが必要な面もあるが,短期ならびに長期的合併症の検証結果からは,比較的安全性は高く,積極的に用いてもよい手技であると考える.医原性で瞳孔不整を生じることもあるため,リカバリーショットとしても身につけておくと重宝する.

瞳孔不整のタイプと症状

瞳孔不整の原因には,外傷,手術による損傷,先天性疾患などが挙げられる.その形状は様々であり,バリエーションに富んではいるが,大きく分類すると表1のような4パターンに大別できる[1].これらの瞳孔不整は,それぞれのパターンで症状や対応法が異なるが,術中に虹彩損傷をきたしたケース以外では,事前に状況を把握することが可能である.瞳孔不整における外科的加療法には,虹彩縫合,虹彩付き眼内レンズ(IOL),人工虹彩があるが,本稿では倫理委員会の承認や器材の輸入なども必要としない虹彩縫合での対応法,加療のタイミングについて述べる.

基本的には加療を行う基準としては,羞明,グレア,ハロー,近方視力の低下などの患者の訴えがある場合,もしくは白内障手術,IOL 2次固定術などの術前に明らかな瞳孔不整による症状がある場合となる.タイプ別の主な症状を表1に示す.

部分欠損型では,上方の欠損では眼瞼に隠れるため症状が出にくく,IOL眼における下方の虹彩欠損でレンズのエッジによるグレア症状が出やすい印象がある.

散瞳型は最も症状が起こりやすく,羞明,グレア,ハロー,近方視力の低下,高次収差の増強などが起こりうる.離断型は,単眼複視,羞明,グレア,ハローが起こりうる.

瞳孔不整の加療のタイミング

瞳孔形成は,主には白内障や2次固定術の術後,もしくはそれらの手術と同時に施行するケースが多いかと思われる.基本的な加療のタイミングは術後の自覚症状を確認して,その程度から瞳孔形成を行うか検討するかたちがよいかと考える.同じような瞳孔の状態でも症状の有無に個人差がある場合が多いからである.

しかしながら,瞳孔状態のタイプが明らかな自

---

* Mitsutaka SODA,〒227-8518 横浜市青葉区藤が丘2-1-1 昭和大学藤が丘リハビリテーション病院眼科,准教授

表 1. 瞳孔不整の形状の分類と症状

瞳孔不整		主な症状	加療方法
虹彩広範囲欠損型		視機能への影響が強い 高次収差の増強 羞明, グレア, ハロー 近見障害	虹彩付き CL, 虹彩付き IOL, 人工虹彩
虹彩部分欠損型		羞明, 主に下方の欠損 グレア, ハロー	虹彩付き CL, 虹彩縫合, 人工虹彩
離断型		二重瞳孔 単眼複視 羞明, グレア, ハロー	虹彩付き CL, 虹彩縫合(縫着), 虹彩付き IOL, 人工虹彩
散瞳型		視機能への影響が強い 高次収差の増強 羞明, グレア, ハロー 近見障害	虹彩付き CL, 虹彩縫合, 人工虹彩

(早田光孝:虹彩欠損トラブル①―虹彩縫合―. MB OCULI, 102:61-68, 2021. 表 1 より改変)

覚症状を及ぼすもので, それに属する症状を術前より認めている症例では, 同時手術で対応するケースもある. もう1つが, 術中の合併症である. IOL摘出, 2次固定なども含まれるが, 術前になかった虹彩損傷を生じた場合で, 自覚症状に影響しやすそうなタイプであれば, 同時に瞳孔形成を行っておくと, 複数回の手術を避けられるメリットがある.

本稿では, それぞれの状況での症例を提示して解説を行う.

症例 1

緑内障発作にて白内障手術を施行したが, 術後散瞳状態となり瞳孔形成を施行した症例.

60歳, 女性. 右眼 緑内障発作, 左眼 浅前房. 眼圧:右 40 mmHg, 左 33 mmHg. Vd=0.03 (n.c), Vs=0.4(1.2×+0.75 D−1.25DAx10°). 右眼は浅前房で中等度散瞳状況. 強い角膜浮腫を認めた(図1-a). 高浸透圧剤点滴後も高眼圧持続, 眼痛も強く, 同日右眼に水晶体再建術を施行した. 術後視力:Vd=1.0(n.c), 術後眼圧:右 16 mmHgとなるが, 右眼の瞳孔散大が生じ, 羞明が残存した(図1-b). そのため, 後日虹彩縫合による瞳孔形成を施行した.

全周性に虹彩を鑷子で中心に向かって伸展したのち, 6時方向に10-0プロリン長針にて虹彩を通糸した後, サイドポートより糸を引き出し, 眼外で結紮した後, 眼内へ結び目を移動させ縫合をした. 従来は, 2回糸を巻いたのち結紮する方法を2回施行するSiepser slipknot technique[2]が主流であったが, 4回糸を巻いたのち1回のみ結紮を施行するsingle-pass four-throw(SFT)法[3]を用いることで, 手技を簡略化することが可能となった(図2). 同様の操作を12時方向にも施行した. 瞳孔径は, 術前6.9 mmから3.9 mmへ減少した(図3).

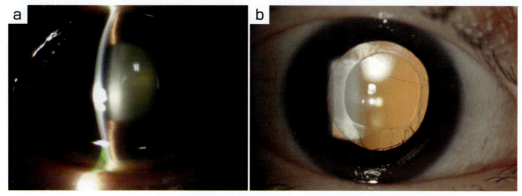

図 1.
a：前眼部写真．緑内障発作のため角膜浮腫，中等度散瞳を認める．
b：水晶体再建術後．角膜浮腫は消失したが，中等度散瞳が残存した．

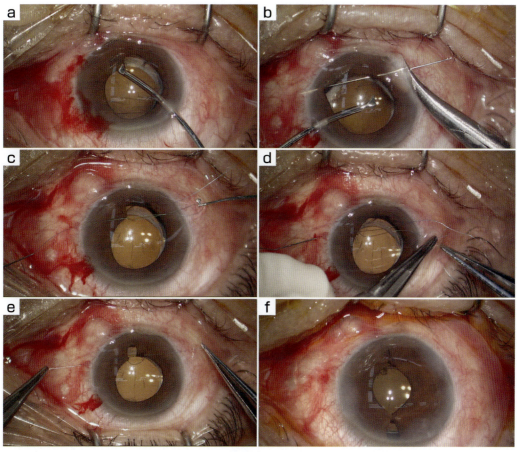

図 2.
a：前嚢鑷子にて虹彩の伸展性を確かめながら，全周に虹彩を瞳孔中心へ向かって引く．
b：10-0 プロリン長針にて虹彩を 2 か所通糸する．
c：サイドポートより糸を引き出すと，ループが形成される．
d：ループの中へ，糸の終端を 4 回巻きつける．
e：糸の両端を慎重に引くと，結び目が眼内へ移動し，虹彩が結紮される（single-pass four-throw 法）．
f：同様の操作を 12 時方向にも施行し，瞳孔径は約 3.9 mm へ縮小した．

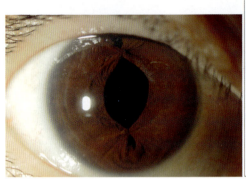
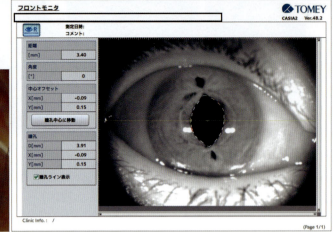

図 3. 1回目の瞳孔形成後
瞳孔径は3.9 mmへ減少し,自覚症状は改善したが,羞明は残存した.

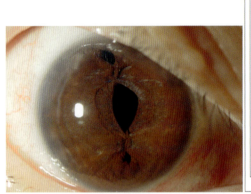
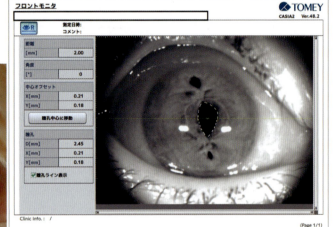

図 4. 2回目の瞳孔形成後
最終瞳孔径は2.5 mmとなり,羞明は消失し,患者の満足を得られた.

　患者の自覚症状は改善傾向であったが,左右との比較で羞明の訴えが続いたため,再度虹彩縫合による瞳孔形成を追加した.前回同様に,6時,12時方向に長針にて虹彩を通糸し,結紮した.最終瞳孔径は2.5 mmとなり,羞明は消失し,患者の満足を得られた(図4).

　当症例は,初回手術前にすでに散瞳状態は認めていたが,緑内障発作による角膜浮腫もあり,瞳孔不整による患者の自覚症状の把握が困難であったこと,手術条件が悪い状況で白内障手術であり同時手術の適応はなかったと考える.無理な同時手術は合併症にもつながるので,術後に炎症が落ちついた時点で患者の自覚症状を確認し,瞳孔形成を行うか判断するかたちが望ましいタイミングと言える.

〈通糸,結紮法〉
　虹彩縫合法にはバリエーションがあり,長針,長弱弯針を使用する方法,極小針[4)5)]を使用し,前房内で運針する方法がある.糸の種類は,劣化が少ないプロリンが長期的安定を考えると望ましい.現行のものでは,長針では,マニー社のIOL縫着用針付縫合糸,Alcon社のPAIR PAKなどの10-0もしくは9-0プロリン糸がある.

1.虹彩伸展(図2-a)
　虹彩の伸展は,粘弾性物質で前房形成後,前嚢鑷子などを使用して行う.縫合位置の正しいロ

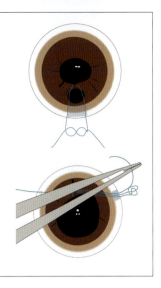

<MaCannel法>
- 白内障手術などの輪部切開創より糸を引き出し、眼外で結紮

<Siepser slipknot technique>
- サイドポートのみで施行可能
- 眼外の結び目を虹彩上へ移動
  → 1回結紮4回巻きでOK
    single-pass four-throw（SFT）

図 5. 虹彩縫合の結紮の種類

ケーションをつけるための重要なステップとなる.

ここで重要なのは，虹彩のどの部位を縫合するのか，結紮した際に虹彩が無理なく寄せられるかシミュレーションしながら伸展させることである．鑷子で伸展できない場合は，結紮しても虹彩を寄せることはできない．虹彩の伸展の確認が不十分であったり，無理な位置での通糸や不均等な通糸を行うと，結紮時に虹彩根部が過剰にひかれて出血したり，虹彩自体が裂けてしまうことがある.

2. 長針の通糸（図 2-b）

通糸の延長線上にサイドポートを作成する．直針では，遠位端側の通糸がしやすいように長針の末端側を適時曲げておく．長針をサイドポートより挿入し，まず虹彩近位端を前面から後面に通糸するが，虹彩は伸展性があるため，前嚢鑷子にて通糸予定の場所の虹彩付近を把持伸展すると狙い通りの場所へ通糸しやすい.

虹彩遠位端は，虹彩後面から前面に向けて通糸するが，近位端同様に前嚢鑷子にて，虹彩を把持してもよいし，長針で虹彩に裏をおさえつつ，周辺角膜まで移動し，角膜ごと角膜を貫く方法もある．角膜をまな板のように使用する方法で，虹彩の伸展性を利用した方法である.

3. 結紮（図 2-c～f）

当症例では，前述のようにサイドポートを使用して眼外の結び目を虹彩上へ移動させる Siepser slipknot technique の変法である SFT を施行している．他の方法としては，MaCannel法[6]がある．SFT は，サイドポートのみで施行でき，結紮位置がどの場所でも比較的施行しやすい汎用性が高い方法と言える．MaCannel 法は，主創口から糸を引き出し，眼外で通常の縫合と同様に結紮できるため，手技がわかりやすいのがメリットである．両者の方法を図5に示す.

結紮時の注意点は，糸の両端を引く際に，結紮部にテンションが掛からないように，力加減をコントロールすることである．糸を無造作に引くと，伸展性のある虹彩は容易に引き出され，損傷してしまう．虹彩の伸展をよく見て，無理な牽引が生じていないかを確認しながら行う．また，通糸の位置が不適切であると，虹彩離断などで出血を生じる場合があるため注意が必要である．結紮が終了したら，眼内剪刀を用いて糸を切断する.

症例 2

白内障手術と瞳孔形成を同時に施行した症例.

64歳，男性．左眼を数年前にゴルフボールにて打撲し，外傷性散瞳による羞明の訴えがあった．近年，白内障が進行し，視力低下をきたした．左眼視力：Vs＝0.06(n.c)．瞳孔径は，前眼部3次元解析装置（CASIA2：TOMEY）にて 7.4 mm×7.1

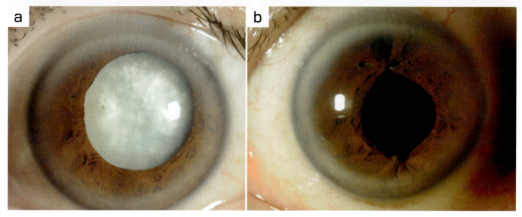

図 6.
a：ゴルフボールによる外傷性散瞳．白内障を認める．
b：水晶体再建術と瞳孔形成を施行．瞳孔径は約 4.1 mm まで縮小．自覚症状は良好

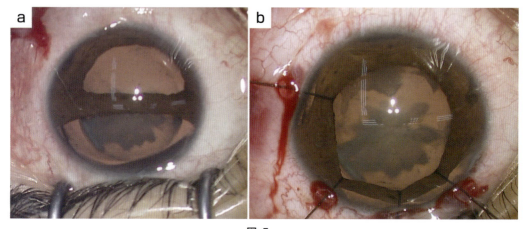

図 7.
a：150°近い上方の虹彩離断にて，二重瞳孔を生じている．白内障も認める．
b：離断した虹彩をリトラクターにて固定し，誤吸引しないよう水晶体再建術を施行

mm であった(図 6-a)．

当症例に対して，白内障手術を施行後，6 時，12 時方向の虹彩を長針にて縫縮し，瞳孔形成術を施行した．術後視力は，左眼 Vs＝0.4(0.8×＋1.0 D－2.75Ax5°)．瞳孔径は，4.5 mm×4.1 mm まで縮小した(図 6-b)．患者は視力のみならず，羞明感も改善し，一定の満足度を得られた．

当症例は，外傷性散瞳にて白内障を生じる以前から羞明の訴えがあり，瞳孔形態と自覚症状が合致していたことがポイントとなる．このような症例では，同時手術の適応もあるが，複数回の手術に同意が得られていれば，術後に施行するかたちでも問題はない．

症例 3

外傷による虹彩離断で単眼複視の訴えがあった症例．

32 歳，男性．数年前，ゴム製造の作業中に左眼を打撲，外傷性虹彩離断を生じた．最近になり白内障が進行し，視力低下を生じたために当院紹介となった．150°近い上方の虹彩離断にて，虹彩が帯状に瞳孔中央に垂れ下がり，二重瞳孔を生じていた(図 7-a)．水晶体再建術と同時に瞳孔形成を施行した．離断した虹彩を誤吸引しないように，虹彩リトラクターにて固定した後，通常通り水晶体再建術を施行し，IOL を囊内固定した(図 7-b)．オビソートにて縮瞳後，瞳孔整復のため，離断し

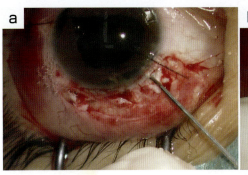
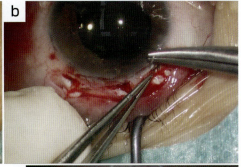
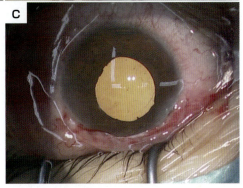

図 8.
a：強膜フラップ下から前房穿刺後，硝子体鑷子を用いて離断した虹彩を把持，強膜よりわずかに引き出す．
b：瞳孔状態を調整し，10-0 ナイロンにてフラップ下へ縫着
c：離断した虹彩は整復され，術後視力は改善し，羞明などの訴えもなく経過良好

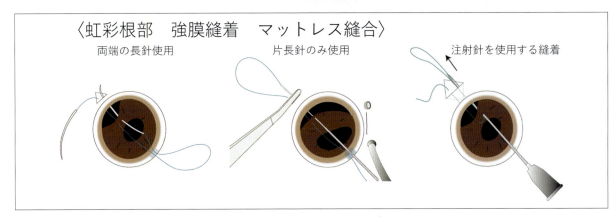

図 9．虹彩離断に対する術式

た虹彩範囲に合わせ，3 か所に強膜フラップを作成した．フラップ下にて虹彩面で前房穿刺後，硝子体鑷子を用いて離断した虹彩を把持，強膜よりわずかに引き出して，瞳孔状態を見ながら，10-0 ナイロンにてフラップ下へ縫着した．離断した虹彩は整復され，術後視力は改善し，羞明などの訴えもなく経過良好である（図 8）．

当症例は，術前から明らかな瞳孔形態による症状を認めていた症例である．重度の瞳孔不整があるため，同時手術の適応となる．離断した虹彩にさらなる損傷をきたさないために，虹彩リトラクターなどの使用など細心の注意が必要になる．

〈虹彩離断に対する瞳孔整復〉

虹彩離断に対する対応法には，バリエーションがあり，両端の長針でマットレス縫合を行う方法，27 ゲージ針を用いた方法[7]，当症例でも使用した虹彩を創口に陥頓させる方法[8]などがある（図 9）．

1．虹彩を強膜へ陥頓させる方法

長針を用いた方法より，簡便に行えるのが利点であり，手技のポイントを追記する．

強膜フラップ下から虹彩を引き出す量の加減であるが，一度虹彩を引き出した後で，瞳孔の形状を見て前房内へ戻すかたちで行うと調整しやす

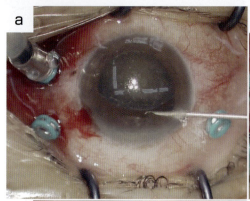
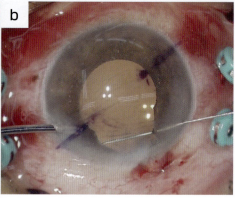
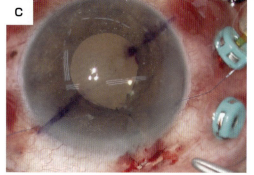

図 10.
a：水晶体脱臼の症例．硝子体カッターにて虹彩を誤吸引し，虹彩部分欠損を生じた．
b：部分虹彩欠損部位を 10-0 プロリン長針にて 1 か所通糸する．
c：虹彩周辺切除を施行した際の欠損程度まで，瞳孔不整は改善した．

い．瞳孔が正円に近くなるように調整すると，虹彩が強膜フラップからぎりぎり視認できるくらいとなるが，その時点で虹彩を 1 針 10-0 ナイロンにて強膜へ通糸して固定する．脱出している虹彩がないように，強膜内へ押し戻し，強膜フラップを縫合する．フラップを作成しない報告もあるが，筆者は感染予防のため作成している．長針による縫着と比べ，比較的短時間で施行可能である．

2．両端の長針にて行う方法

虹彩離断で一般的に用いられる方法であるかと思われる．通糸したい位置に強膜フラップを作成後，強膜フラップ下に迎え針を虹彩面で通糸する．サイドポートから長針を挿入し，虹彩を通糸した後に迎え針と連結し，フラップ下へ針を引き出す．同様の操作をもう一度行い，糸の両端を結紮する．ポイントとしては，虹彩通糸を small bite 約 1.5 mm 程度を狙うこと，虹彩と同じ位置レベルで通糸することが挙げられる．

Bite が大きすぎると，虹彩が隅角側へかぶるかたちとなり，瞳孔もひきつれてしまう．

そのため，結紮の強さも加減をして瞳孔形態を整える必要がある．必要があれば，虹彩縫合も追加して瞳孔形態を整える．

症例 4

水晶体脱臼にて水晶体摘出および IOL 強膜内固定を施行中に虹彩損傷をきたした症例(図 10)．

65 歳，男性．外傷にて水晶体脱臼を認め，視力低下のため手術を施行．前房内の硝子体を処理している際に，硝子体カッターにて虹彩を誤吸引し，比較的大きめの虹彩部分欠損を認めた．IOL を強膜内固定した後，縮瞳させ，虹彩縫合にて欠損部の瞳孔形成を施行した．虹彩欠損部が，周辺虹彩切除を行った際と同様になるよう調整した．術後，自覚症状は改善し，羞明，グレア，ハローなども認めていない．

当症例は，医原性による虹彩損傷であり，術後の追加手術が必要となった場合，同意を得られにくいと判断し，同時に手術を施行した．ある程度，手技に慣れている術者であれば，合併時のリカバリーとして施行するのも一法である．しかし，無理は禁物であり視認性や手術時間などの手術状況を見て判断をすることが肝心である．

おわりに

　以上，瞳孔不整に対して瞳孔形成を行うタイミングとその方法について述べた．加療のタイミングは，患者の自覚症状を確認した後に，二期的に行う方法を基軸とするのが安全である．

　術前から，瞳孔不整による明らかな症状を認める場合は安全性に十分配慮したうえで同時手術も考慮する．

　虹彩縫合，虹彩縫着は手技的には慣れの必要な面もあるが，短期ならびに長期的合併症の検証結果[1]からは，比較的安全性は高く，積極的に用いてもよい手技であると考える．医原性で瞳孔不整を生じることもあるため，リカバリーショットとしても身につけておくと重宝する．

　一方で，虹彩伸展が得られない症例，虹彩が微弱な症例，虹彩が広範囲に欠損するような症例には対応できない面もあるため，その適応を誤らないことが大切である．

文　献

1) 早田光孝，西村栄一，渡邉早弥子ほか：虹彩縫合による瞳孔形成の安全性についての検討．日眼会誌，**126**：689-695，2022．

2) Siepser SB：The closed chamber slipping suture technique for iris repair. Ann Ophthalmol, **26**：71-72, 1994.

3) Narang P, Agarwal A, Agarwal A, et al：Two-fold technique of nonappositional repair with single-pass four-throw pupilloplasty for iridodialysis. J Cataract Refract Surg, **44**：1413-1420, 2018.
　Summary　虹彩縫合の結紮を簡便化できる single-pass four-throw 法を示した文献．

4) 薄井隆宏，谷口重雄，杉山奈津子ほか：眼内虹彩縫合による瞳孔形成のための 1.5 mm 弱彎針と持針器の試作．IOL & RS，**25**：406-409，2011．

5) 設楽恭子，新井ゆりあ，徳田芳浩：12-0 ナイロン付き極小縫合針による虹彩縫合．IOL & RS，**29**：552-555，2015．

6) MaCannel MA：A retrievable suture idea for anterior uveal problems. Ophthalmic Surg, **7**：98-103, 1976.

7) Zeiter JH, Shin DH, Shi DX：A closed chamber technique for repair of iridodialysis. Ophthalmic Surg, **24**：476-479, 1993.

8) 石川清乃，黒坂大次郎：虹彩離断を伴った外傷性白内障 4 症例の手術成績．IOL & RS，**26**：316-319，2012．

特集/分野別 エキスパートが伝授する手術適応の考え方
―タイミングと術式選択―

眼内レンズ亜脱臼の手術適応

塙本 宰*

Key Words : IOL 亜脱臼(dislocated IOL), 小切開 IOL 摘出(small incision IOL extraction), viscotrap 法(viscotrap technique), 強膜内固定(intrascleral fixation), 水晶体残存物質(Soemmering's ring)

Abstract : 眼内レンズ(IOL)亜脱臼は，手術後に IOL が正常位置からずれて視機能が低下する稀な合併症であり，0.2～3％の頻度で報告されている．IOL のずれは早期(3 か月以内)と晩期(3 か月以降)に分類され，その原因は手術時の IOL 固定不良や進行性のチン小帯脆弱などである．症状には視力低下や複視が含まれ，診断には細隙灯顕微鏡検査が重要である．治療は，視力に影響がない場合は経過観察とし，影響がある場合や眼組織に損傷がある場合には手術を行う．手術では IOL を摘出し，新しい IOL を小切開で固定する方法が推奨される．術前の計画と準備が重要であり，適切な対処によって良好な視力回復が期待できる．

はじめに

眼内レンズ(IOL)亜脱臼は，術後に IOL が正常な位置から移動し，視機能が低下する頻度は低いが深刻な合併症である．IOL 脱臼は，0.2～3％の割合で報告されている[1]～[4]．所見としては IOL 振盪，偏位，亜脱臼，完全脱臼といったかたちでみられる．時期によって，早期(3 か月以内)と晩期(3 か月以降)に分類されることが多い．早期亜脱臼・脱臼の場合は，白内障手術中の IOL の固定不良または後囊破損，チン小帯断裂により発生する場合が多く，晩期脱臼は進行性のチン小帯脆弱と前囊の収縮が原因で発生し，進行性のチン小帯脆弱は硝子体網膜手術，ぶどう膜炎，外傷，強度近視，網膜色素変性症，加齢，アトピー性皮膚炎，急性閉塞隅角発作後，結合組織異常に関連していることが多い[5][6]．後発白内障切開のための YAG レーザーが IOL 亜脱臼の誘因であるという報告もある[7]．

亜脱臼 IOL の症状診断

患者の症状としては，視力の低下や変化，複視，またはグレアを訴える場合がある[4]．また，間欠的な隅角閉塞や炎症による眼痛または頭痛を訴えたり，IOL の端が見えるという報告もある[5]．診断は基本的に細隙灯顕微鏡検査が重要であるが，後眼部検査を含む周辺部網膜検査も重要である．硝子体腔の虹彩の後ろに脱臼したレンズを確認するために，B スキャン超音波検査，前眼部 OCT や超音波生体顕微鏡検査(UBM)が役立つ場合がある．

亜脱臼 IOL の治療適応・考え方

IOL 亜脱臼が最小限で，視力に大きな影響がなく IOL 周囲の眼組織に接触などによる障害がない場合は，経過観察が選択肢となる．IOL 振盪があっても下方脱臼のない患者は無症状のことも多い[8]．軽微な亜脱臼の場合は，眼鏡屈折矯正によ

* Tsukasa HANEMOTO, 〒310-0812 水戸市浜田 1-4-6 はねもと眼科，院長

り患者の視力が改善する可能性があるが，一時的な場合もあり定期的なフォローアップが不可欠である．

視力に影響を及ぼしている場合やIOL周囲の眼構造に損傷がある場合には手術治療が選択肢となる．手術の最も一般的な適応は，自覚症状では視力低下，単眼複視およびハローである[4]．頻度は低いが，網膜剥離，緑内障，ぶどう膜炎，色素性緑内障やぶどう膜炎緑内障前房出血(UGH)症候群を併発している場合は手術治療を考慮する[9][10]．亜脱臼の状態はバリエーションがあるので各症例に応じて個別に手術戦略を考えて対応する．手術は通常，IOLを強角膜切開から摘出し硝子体切除術を行い，続いて二次IOL移植が行われる．

個別に対応する判断材料として，まずIOLの位置異常の状態が偏位が主か，硝子体側に傾いているのか，落下しかけているのかを把握する．傾いている症例は基本的に硝子体が液化(あるいは硝子体手術後)しており，硝子体ゲルの支えが緩いことを意味する．液化の程度が強いと硝子体アプローチが必要となる可能性が増える．その診察方法は細隙灯顕微鏡検査に加えて，診察室で患者に上を向いてもらい，手持ちスリットランプにてIOLが硝子体側に傾かないかをチェックするとよい．偽落屑症候群の症例では，散瞳不良例などで前回の治療歴がわからない場合に水晶体嚢拡張リング(CTR)が含有されている例を見ることがあるので，頭の隅に覚えておく．白内障手術から時間が経過して偏位・脱臼している症例では，水晶体残存物質(Soemmering's ring)が水晶体嚢赤道部に増殖しているかどうかをよくチェックする．水晶体残存物質を硝子体側に落下させると対処が大きく変わることがあるので，見落とさないようにする．

亜脱臼IOLの治療戦略

基本的にIOLの亜脱臼・脱臼を認めた場合にはその摘出を小切開で行い，新しいIOLを二次固定

することを勧めたい．新しく使用するIOLは，できれば7mm光学径(角膜が小さい症例では6mmでよい)で，支持部は強膜内固定の場合にはポリフッ化ビニリデン(PVDF)素材のIOLを使用する．現在本邦ではNX-70(参天)，PN6A(興和)がPVDF素材で使用可能である．かつてはIOL嚢外摘出の要領で大きな切開から摘出していたのが通常であったが，近年の眼科手術で高いQOVを保てるようにするには，すべての手技で小切開手術を行うことが1つの結論であると筆者は考えている．ただし，ポリメタクリル酸メチル(PMMA)素材のIOLは切断できないので，太田式のLポケット切開[11]やコの字型切開(保坂，personal communication)，フラウン切開など，できるだけ術後の惹起乱視が少ない方法を選ぶ[8]．

小切開手術の方法論としては，IOL摘出＋新IOL固定と，IOL再利用の2つがある．

再利用を行う場合，後嚢破損例で前嚢が温存されている場合には，3ピースIOLであれば嚢外に再固定する方法も選択肢となる．この方法では術後に近視化することがあるが，有効な手段である．嚢ごとに亜脱臼・脱臼している場合には，水晶体嚢内に増殖した水晶体物質が術後に水晶体起因性ぶどう膜炎や嚢胞様黄斑浮腫(CME)を引き起こす潜在的リスクがあるため，眼内で水晶体嚢を含めてすべて除去する．再固定の適応は，IOLが3ピースであり，支持部が変形していないものに限る．実際のところ，PVDF素材の支持部以外では術後のIOL傾斜につながる症例がみられるため，筆者は最近ほとんどの場合，IOL摘出・交換の対処法を選択している．

IOL亜脱臼に対する術式

1．Viscotrapテクニック

筆者の行うIOL摘出術では眼科用粘弾性物質(OVD)を十分に用いた前房形成が必須である．前房操作によってOVDが漏出するが，高分子のOVDほど漏出が少ない．演者は単なる前房形成にOVDを用いるのではなく，加えて鳥黐(とりも

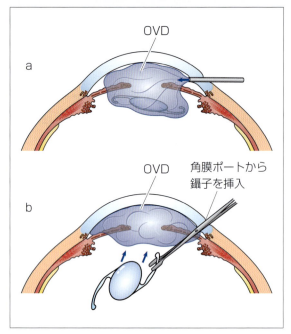

図1. Viscotrap テクニック
a：角膜ポートから OVD を注入して前房を全置換する．
b：IOL を硝子体鑷子で引き上げて OVD 中に trap させる．

ち）のように IOL を OVD の粘力で捕まえて（trap）操作中に落下させないテクニック（Viscotrap テクニック，図1）を勧めている．この方法では，水晶体嚢の支えがない状況で OVD で前房を全置換する．隅角から OVD を詰め込むように注入すると塊になり，硝子体術後の IOL 落下症例でも前房だけは OVD で置換可能となる．

硝子体がある症例では，最初に OVD を注入することで硝子体も後方に押し戻されるため，後の手術操作の際に硝子体が絡む程度が著明に軽減される．OVD の種類では，捕獲（trap）する力が強いヒーロン V やディスコビスクを用いるとよい．これらは硝子体の液化が強く IOL が落下する潜在リスクを有する例に特に有効である．落下しかけている例では，まず前房に OVD を満たし，サイドポートから 2 本の鑷子を用いて IOL を前房中に引き上げ，OVD に trap させて後述の操作を行う．落下症例では，硝子体切除後に硝子体鑷子で IOL を虹彩近くまで持ち上げ，角膜ポートからもう 1 本の鑷子で IOL を把持して前房中まで確実に引き上げて trap させる[12]．

2．IOL の取り出し方

IOL は水晶体嚢とともに viscotrap を併用し前房の虹彩面上に引き上げる．その際に 2 本の鑷子を用いて確実に IOL を把持して IOL 落下をさせないようにする方法をお勧めしたい．片方の鑷子は必ず IOL を把持するように操作する．筆者は 23g Micro-Holding Forceps（MST 社）と 25G Snyder Grasper（MST 社）を好んで用いている（図2）．

虹彩上に IOL を引き出した後は IOL を創口から摘出するが，無灌流 OVD 下で短冊状切開にするのをお勧めしたい．Viscotrap を行っておくと IOL を短冊状 1/4 に分断しても硝子体側に落下しないので小切開摘出に有用である．

IOL の切断は 23g Micro-Holding Forceps（MST 社）で掴んで 19g Packer/Chang IOL Cutters（MST 社）を用いて行う（図3）．この方法であれば，2.4 mm 角膜切開からも光学径 6.0 mm の 1 ピース IOL を切断摘出が可能である．分断した IOL の摘出は有鉤の鑷子が掴みやすい．

切断しない IOL 摘出方法としては，スパーテルなどで IOL を折り曲げて創口から引き出す方法やインジェクターを使用した摘出方法などがある．福岡のインジェクターを使用した IOL 摘出方法は虹彩のマネージメントに留意すれば効率的な摘出が可能である[13]．厚みが薄い IOL では Noguchi らのレンズグラバーを用いた抜去方法も有用である[14]．

3．水晶体嚢および水晶体物質の出し方

水晶体嚢の中に残存皮質が増殖したもの（Soemmering's ring など）が残っており，IOL は切開摘出した後の水晶体嚢や残存皮質は，摘出の基本的には OVD を用いた娩出法（viscoextraction）を行う．小切開から娩出を行いたいが，水晶体嚢だけ取れて眼内に Soemmering's ring など，大きくて硬いものが出ない場合がある．これらを娩出するには，OVD を創口よりも離れた場所より注入して，極力残存物質を内方の創口に軽く嵌頓させる．その後，灌流を角膜ポートや毛様体扁平部から行うと内圧によって Soemmering's ring を

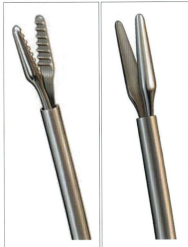
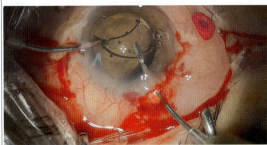

図 2. IOL を 2 本の鑷子を用いて虹彩面上に引き出す方法
a：23g Micro-Holding Forceps(MST 社)．把持面がのこぎり状で IOL 光学部を掴むのに適している．
b：25G Snyder Grasper(MST 社)．把持面が平坦で IOL 支持部を掴むのに適している．前囊縁を掴んだり，強膜内固定を行う際に支持部の把持によい．
c：IOL を 2 本の鑷子で掴んで確実にコントロールする．

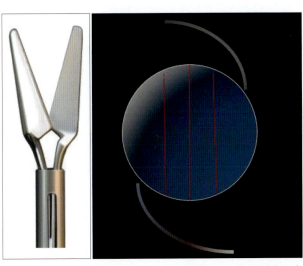
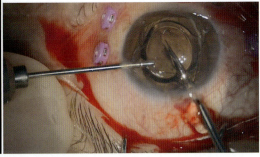

図 3. IOL を切断する方法(短冊状切開)
a：19g Packer/Chang IOL Cutters(MST 社)．小切開の創口から挿入でき，剪断力のバランスがよい．23g Micro-Holding Forceps(MST 社)で光学部を固定して切断すると効率的である．
b：短冊状切開．筆者は 4 つに切開することが多い．
c：実際の短冊状切開．筆者は縦半分に IOL を切断し，残りを再度縦半分に切断して摘出している．

娩出できる場合が多い(図 4)．どうしても娩出できない場合，最後に創口拡大するが，そこまでしなくてもよい場合がほとんどである．

4. IOL 二次固定

灌流を行う方法と灌流を止めて行う方法がある．
灌流を行い固定する方法の利点は低眼圧による硝子体への出血を予防できることであるが，欠点は創口から虹彩脱出する場合があることである．IOL 摘出時に作成した創口が早期穿孔気味であれば，後述する灌流しない方法を選択すると虹彩脱出を防ぐことが可能である．

灌流を止めて OVD 下で二次固定を行う方法

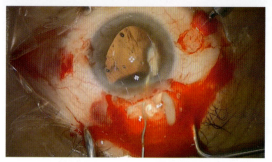

図 4. Soemmering's ring の娩出
OVD を注入して Soemmering's ring 内方の創口に軽く嵌頓させた後に，インフュージョン灌流を行うと一気に娩出できる．

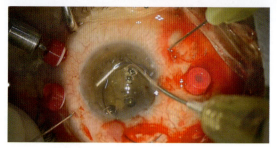

図 5. OVD 下での IOL 強膜内固定術
IOL 摘出後に OVD(ヒーロン V)下で先に強膜内固定を行う．虹彩脱出がなく眼球虚脱もないため，操作はやりやすい．さらに OVD を残したままに先に後方から硝子体切除を行う．

は，利点として創口から虹彩脱出を予防できることで，欠点は低眼圧による硝子体への出血が発生する場合があることである．

筆者は IOL + CTR 摘出の際に viscotrap 法を用いて行うため，OVD を前房に満たしたまま IOL 二次固定を行った後に硝子体切除を行う場合が多い．硝子体切除を行った後に IOL 二次固定を行う方法のほうが一般的な手術手順ではあるが，灌流を用いた場合には逆に虹彩の創口からの脱出が一番問題となり，術後の瞳孔不整は視機能にも影響する場合がある．粘稠で創口から漏れないような OVD 下で IOL 二次固定を行うほうが，術中 IOL 落下も虹彩脱出も防げるので筆者はこれを好んで行っている．灌流下で IOL 二次固定を行う場合には眼圧を 10 mmHg 程度に下げて行うと IOL 挿入時に虹彩脱出に至らないで手術を終えられることが多い(図 5)．OVD の除去のタイミングは，前眼部硝子体切除予定でアプローチする場合は IOL 二次固定後で角膜ポートからバイマニュアル(川野式吸引針)を行ったのちに，前眼部硝子体切除を行う．3 ポート硝子体切除予定の場合では IOL 二次固定後にまず視認性が悪いが，OVD が前房にある状態で大まかに硝子体切除を完成させてから角膜ポートからバイマニュアルで OVD を除去する．強膜内固定は難易度によるが，3 ポート硝子体手術や前眼部硝子体切除，IOL 縫着は前眼部硝子体切除で対処可能である．筆者は Yamane らの報告したフランジ法による強膜内固定を好んで行っている[15]．

最後に

IOL 亜脱臼のほとんどの症例は，適切な対処によって視力と手術後の良好な転帰をコントロールできることがほとんどである[4,9]．術後視力の結果は，少なくとも 85％が 0.5 以上の視力が得られるという報告[1,2]もあるため，術前に計画と準備を整えて QOV の高い結果を目指して心がけたい．

文 献

1) Stark WJ Jr, Maumenee AE, Datiles M, et al：Intraocular lenses：complications and visual results. Trans Am Ophthalmol Soc, **81**：280-309, 1983.
2) Stark WJ, Worthen DM, Holladay JT, et al：The FDA report on intraocular lenses. Ophthalmology, **90**(4)：311-317, 1983.
3) Kratz RP, Mazzocco TR, Davidson B, et al：The Shearing intraocular lens：a report of 1,000 cases. J Am Intraocul Implant Soc, **7**(1)：55-57, 1981.
4) Gimbel HV, Condon GP, Kohnen T, et al：Late in-the-bag intraocular lens dislocation：incidence, prevention, and management. J Cataract Refract Surg, **31**(11)：2193-2204, 2005.
5) Ascaso FJ, Huerva V, Grzybowski A：Epidemiology, Etiology, and Prevention of Late IOL-Capsular Bag Complex Dislocation：Review of the Literature. J Ophthalmol, **2015**：805706, 2015.
6) Davis D, Brubaker J, Espandar L, et al：Late in-the-bag spontaneous intraocular lens dislocation：evaluation of 86 consecutive cases. Ophthalmology, **116**(4)：664-670, 2009.

7) Shigeeda T, Nagahara M, Kato S, et al：Spontaneous posterior dislocation of intraocular lenses fixated in the capsular bag. J Cataract Refract Surg, **28**(9)：1689-1693, 2002.

8) Lorente R, de Rojas V, Vazquez de Parga P, et al：Management of late spontaneous in-the-bag intraocular lens dislocation：Retrospective analysis of 45 cases. J Cataract Refract Surg, **36**(8)：1270-1282, 2010.

9) Masket S, Osher RH：Late complications with intraocular lens dislocation after capsulorhexis in pseudoexfoliation syndrome. J Cataract Refract Surg, **28**(8)：1481-1484, 2002.

10) Lim MC, Doe EA, Vroman DT, et al：Late onset lens particle glaucoma as a consequence of spontaneous dislocation of an intraocular lens in pseudoexfoliation syndrome. Am J Ophthalmol, **132**(2)：261-263, 2001.

11) 太田俊彦：IOL 偏位・脱臼に対する強膜内固定 T-fixation technique と L-ポケット切開法を併用した整復術．臨眼，**73**(2)：171-180, 2019.

12) 塙本　宰：CTR 挿入眼の CTR＋IOL 摘出と IOL 2 次固定．IOL & RS，**33**(3)：448-452, 2019.

13) 福岡佐知子：カートリッジと鑷子を使用した IOL 摘出方法．眼科手術，**35**(1)：110-114, 2022.
Summary　眼内レンズ摘出用の鑷子を用いて引き抜く方法を示した文献．

14) Noguchi S, Nakakura S, Tabuchi H, et al：Direct Intraocular Lens Extraction Using a Newly Developed Lens-Grabbing Forceps. J Clin Med, **13**(10)：2938, 2024.

15) Yamane S, Sato S, Maruyama-Inoue M, et al：Flanged Intrascleral Intraocular Lens Fixation with Double-Needle Technique. Ophthalmology, **124**(8)：1136-1142, 2017.
Summary　眼内レンズの支持部を焼灼してフランジをつくり強膜に二次固定する方法を示した文献．

Monthly Book OCULISTA 創刊5周年記念書籍

好評書籍

すぐに役立つ 眼科日常診療のポイント
―私はこうしている―

■編集　大橋裕一（愛媛大学学長）／村上　晶（順天堂大学眼科教授）／高橋　浩（日本医科大学眼科教授）

日常診療ですぐに使える！
診療の際にぜひそばに置いておきたい一書です！

眼科疾患の治療に留まらず、基本の検査機器の使い方からよくある疾患、手こずる疾患などを豊富な図写真とともに詳述！患者さんへのインフォームドコンセントの具体例を多数掲載！

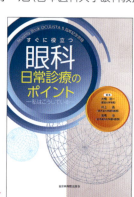

2018年10月発売　オールカラー　B5判
300頁　定価10,450円（本体 9,500円＋税）
※Monthly Book OCULISTAの定期購読には含まれておりません

Contents

I　外来診療における検査機器の上手な使い方
1. 視力検査（コントラスト，高次収差を含む）
2. 前眼部 OCT
   ①角膜・水晶体
   ②緑内障
3. 角膜形状解析（ケラトメータも含めて）
4. 角膜内皮スペキュラー
5. 後眼部 OCT
   ①眼底疾患
   ②OCT angiography
   ③緑内障
6. ハンフリー視野計とゴールドマン視野計
7. 眼圧計

II　よくある異常―眼科外来での鑑別診断のコツ
1. 流涙症
2. 角膜混濁
3. 眼底出血
4. 飛蚊症
5. 硝子体混濁（出血を含む）
6. 視野異常・暗点
7. 眼瞼下垂・瞬目異常
8. 眼位異常
9. 複視
10. 眼球突出

III　日常診療でよく遭遇する眼疾患のマネージメント
1. 結膜炎
2. 老視
3. 近視
4. ぶどう膜炎
5. コンタクトレンズ合併症
   ①フルオレセイン染色パターンからの診断
   ②マネージメントの実際
6. 正常眼圧緑内障の診断
7. 糖尿病網膜症
8. 黄斑浮腫
9. 眼瞼・結膜の腫瘍性病変

IV　誰もが手こずる眼疾患の治療
1. MRSA 感染症
2. 強膜炎
3. 落屑症候群
4. 濾過胞機能不全
5. 網膜静脈閉塞症―CRVO/BRVO
6. 中心性漿液性脈絡網膜症（CSC）
7. 特発性脈絡膜新生血管
8. 視神経炎
9. 甲状腺眼症
10. 心因性視覚障害

V　眼科外来で必要なインフォームドコンセント
1. 感染性結膜炎
2. 蛍光眼底撮影―FA, IA, OCT angiography
3. 外来小手術―霰粒腫・麦粒腫切開，翼状片
4. 小児眼科―先天鼻涙管閉塞，弱視治療について
5. 日帰り白内障手術
6. 眼内レンズ選択（度数・多焦点など）
7. 網膜光凝固・YAG レーザー
8. 眼局所注射
9. コンタクトレンズ処方（レンズケアを含む）
10. サプリメント処方

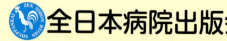

全日本病院出版会　〒113-0033　東京都文京区本郷 3-16-4　Tel:03-5689-5989
www.zenniti.com　Fax:03-5689-8030

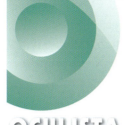

特集/分野別 エキスパートが伝授する手術適応の考え方
―タイミングと術式選択―

緑内障手術のタイミング

杉原一暢*

Key Words: 緑内障(glaucoma), 低侵襲緑内障手術(micro invasive glaucoma surgery：MIGS), トレンド解析(MD slope), 緑内障手術のタイミング(timing of glaucoma surgery), 高齢者の緑内障手術(glaucoma surgery for the elderly)

Abstract: 日本人の寿命は20年前と比較すると延長しており, 人生100年時代と呼ばれるに至り, 緑内障の管理を要する期間も長くなってしまった. 2000年頃と比較すると点眼の種類も増え, 配合剤も登場し, 点眼治療の可能性も大きく広がっているが, 依然として手術加療は緑内障治療のなかで大きな一翼を担う. 近年はMIGSの台頭とともに術式のバリエーションも増え, 様々なリスクやベネフィットが明らかとなってきているが, 手術のタイミングと術式の選択は依然として医師と患者を苦しめる大きな悩みの種である. 緑内障はOCTの進行の程度と視野検査の進行の程度が必ずしも一致せず, できるだけ早く手術を決断する必要がある. 本稿では, 緑内障の病型による手術のタイミングや, 術式による目標眼圧などについて概説する.

はじめに

　日本人の寿命は過去と比較すると飛躍的に延びており, 令和4年度の厚生労働省の調査では平均寿命は男性81.05歳, 女性87.09歳となっている. 平均寿命の延長は, 緑内障のような慢性的に進行する疾患の管理を著しく困難としており, 眼圧のコントロールが悪い場合, 長生きすればするほど, 視力・視野は悪化していく結果となっている. また, 平均寿命を目標に管理したら良いわけではなく, 余命を考えて治療を行わなければならない. 女性の平均余命を例に取ると, 80歳の平均余命は11.7年, 85歳は8.3年, 90歳でも5.5年というように, 90歳を過ぎても平均余命は思ったより長く, 眼圧コントロールが不十分な場合, せっかく白寿になったのに失明となる可能性も十分に出てきてしまう. 例えば, 80歳の患者のトレンド解析(MD slope)が-0.8 dB/年の進行スピードだと仮定する. 視野障害が-15 dBの場合, 10年経過すれば-23 dB, 生活にはかなり不自由しているはずなのに, 余命は5年以上あり, 本人も周囲も生活に苦痛を感じることになるだろう. そのようなことがないよう, 緑内障が進行していかないようにコントロールしていくことが必要である.

ガイドラインの記載

　緑内障診療ガイドライン第5版にも記載があるが, 緑内障治療はベースライン眼圧を測定後, 目標眼圧を設定し, 緑内障点眼を開始, 目標眼圧を達成させる. 薬剤変更などを行っても目標眼圧が達成できない場合, レーザー治療や手術治療に進むのが一般的である. 治療の原則としては, 患者の視覚の質(QOV)と生活の質(QOL)を維持することであり, 治療に伴う様々な負担(患者のQOL, 余命)や因子(緑内障の病期, 予後, 危険因子の有無, 治療による効果)を考慮し, 治療にあたる必要がある.

---

* Kazunobu SUGIHARA, 〒693-8501　出雲市塩冶町89-1　島根大学医学部眼科学講座, 助教

点眼，手術による介入により眼圧を下降させ，視野進行がないようにするのが一番であるが，点眼本数が増えるとコンプライアンスの問題が出てきたり，手術をすると合併症による視力低下などをきたす場合もあるため，治療は本人だけでなく家族にも理解を得たうえで進める必要がある．また，家族に緑内障の説明をする際に大事なのは，患者本人の点眼・通院のサポートだけでなく，血縁者が緑内障ではないかどうか，早期発見をする良い機会であることを忘れてはならない．

緑内障手術のタイミング

1．病型による判断

1）閉塞隅角緑内障

隅角の閉塞機序には，相対的瞳孔ブロック，プラトー虹彩，水晶体因子，毛様体因子が存在する．基本的には，隅角閉塞があれば治療適応とする．治療法はレーザー周辺虹彩切開術（laser iridotomy：LI）や周辺虹彩切除術（peripheral iridectomy：PI），水晶体摘出が挙げられる．多くの議論があるが，LIやPIは相対的瞳孔ブロックには有効であるが，プラトー虹彩や水晶体因子が原因の場合は効果が不十分なことが多く，周辺虹彩前癒着（peripheral anterior synechia：PAS）が生じていると，一度は眼圧下降を認めてもPASが拡大し眼圧が上昇してくる場合も経験する．LIやPIが不要というわけではないが，根本的な治療としては水晶体摘出が第一選択と考える．

急性閉塞隅角症もしくは急性閉塞隅角緑内障で急激な眼圧上昇が起きている場合，当院では手術を第一選択としている．手術は，浅前房のため術中操作は難しく，角膜浮腫などにより術中の視認性が悪いため，白内障手術の熟練者が行うべきである．手術中に前房形成が困難な場合は，硝子体切除（dry vit）も考慮する．また，内皮保護のためソフトシェルテクニックを用いたり，チン小帯脆弱のため水晶体囊拡張リング（capsular tension ring：CTR）の仕様や，水晶体脱臼のため眼内レンズの強膜内固定などが必要になる場合も留意す

る．また，手術時にすでに生じているPASは白内障手術時に隅角癒着解離術（goniosynechialysis：GSL）を併用することで，術後のPASの進行や緑内障点眼薬が不要な場合もあるため，積極的に行っている．

眼圧が上昇しておらず，機能的隅角閉塞がない場合（原発閉塞隅角症疑い：PACS），緊急性はないものの将来的に相対的ブロックを起こす可能性があるならば，若年者であれば予防的LIの施行のタイミングを患者と相談する．中高齢で調節力が落ちている場合は当院では積極的に水晶体摘出を行う場合が多い．

2）続発緑内障

続発緑内障を生じる眼疾患は様々であるが，いくつかの疾患について概説する．

a）ポスナーシュロスマン症候群（Posner-Schlossman syndrome：PSS）

PSSはサイトメガロウイルスが検出されることも多く，一過性の眼圧症状は緑内障点眼薬およびステロイド点眼で眼圧コントロールを得られることも多い．点眼などで眼圧コントロールが不良の場合は，濾過手術も考慮される．濾過手術の効果により眼圧下降だけでなく，発作頻度の減少も起きることが指摘されており，手術による炎症細胞の眼外への流出による機序が考えられている．ステロイド点眼が長期にわたる場合は，ステロイド緑内障を発症している場合も多く，その場合は線維柱帯切開術（眼内ロトミーやトラベクトームなど）が著効する場合がある．

b）血管新生緑内障

網膜虚血の進行により，隅角に線維血管膜が増殖し，房水流出抵抗が増大し眼圧が上昇する．眼圧が上昇していない前緑内障期では，早急な汎網膜光凝固を施行する．眼圧が上昇してきた開放隅角期では，汎網膜光凝固とともに，抗VEGF薬が良い適応となる．抗VEGF薬投与後，1～2週間程度かけて新生血管が退縮し眼圧が下降してくる．眼圧コントロールが不十分な場合は濾過手術もしくはチューブシャント手術の適応である．閉

塞隅角期の場合は，抗VEGF薬による眼圧下降は期待できないため，早急に濾過手術もしくはチューブシャント手術を施行する．当院では硝子体出血などで早期に眼底への光凝固を行えない場合には硝子体手術併用のチューブシャント手術を積極的に採用している．また，術中・術後の出血の予防のために抗VEGF薬の併用が有効であるが[1]，眼圧下降自体には有意差がないとする報告がある[2]．

c）落屑緑内障

落屑緑内障は正常眼圧緑内障の8.7倍，高眼圧緑内障の2.4倍の速度で進行することが報告[3]されており，落屑緑内障は生涯にわたる視機能維持のため，治療介入のタイミングが特に重要である．落屑症候群の診断には，瞳孔縁を拡大観察し，少量の落屑物質を見逃さないことや，隅角検査でSampaolesi線を見つけること，また白内障術後であっても眼内レンズ上に落屑物質を認める場合があるので注意して観察する．早期の落屑緑内障では線維柱帯切開術が選択されるが，原発開放隅角緑内障（POAG）と比較すると経過とともに眼圧が上昇してくることも多く，濾過手術などが必要になる場合も多い．また，早期に白内障手術をすることで眼圧下降が期待できる報告もある[4]ため，白内障手術併用線維柱帯切開術も良い選択だと思われる．白内障手術による眼内の落屑物質の除去と，水晶体摘出により，水晶体と虹彩の接触がなくなることで落屑物質の沈着が少なくなる可能性がある．

2．点眼治療を行っていない患者

1）緑内障初回治療としての選択的レーザー線維柱帯形成術（SLT）成績

いわゆるFirst-line SLTと呼ばれる，点眼治療を開始せずSLTを行う方法が近年注目されている．LiGHT studyではFirst-line SLT後，3年で眼圧下降効果は31.4%で，64.3%で緑内障点眼の追加が不要であり，点眼群より良い成績であった[5]．

2）点眼治療なしに緑内障手術をする場合

当院で緑内障手術を施行した連続1,417例について調査したところ，90眼で緑内障点眼を使用していない状態で緑内障手術を施行していた．60%は閉塞隅角が理由であったが，その他は急激な眼圧上昇，認知症などで点眼加療が行えない，白内障手術目的に紹介された際に，偶発的に緑内障が見つかり手術加療を行った，などが挙げられた[6]．

3．点眼治療を行えない患者

アドヒアランスの不良は緑内障進行の大きな要因である．まずは点眼の種類，タイミング，家族から点眼してもらう，などの点眼環境を整えるのが第一であるが，認知症の発症やリウマチなどによる点眼困難，薬剤に対する結膜炎や眼瞼炎などの問題がある場合は，眼圧下降のために手術を考慮する．上記のようなSLTも良い適応の場合もあるし，眼内ドレーンや眼内ロトミーといった比較的合併症の少ない緑内障手術を患者の病期や眼圧，余命などを考慮して行う．海外では点眼以外の治療法として，涙点プラグに徐放性のラタノプロストが封入された製品（Latanoprost punctal plug delivery system）や，結膜下に挿入するもの（Bimatoprost Ocular Insert, Topical Ophthalmic Drug Delivery Device），前房内に分解性ポリマーとともに薬剤を粗に有するもの（Durysta）など，様々な製品が開発されている．

4．点眼治療を遵守している患者

1）目標眼圧による判断

治療前に設定した目標眼圧が薬物療法の変更・追加によっても達成できていない場合は手術を考慮する．

過去の大規模研究（Collaborative Normal Tension Glaucoma）の結果[7]から，正常眼圧緑内障では，治療前眼圧から30%以上眼圧を下げることで，多くの緑内障性視野障害の進行が止まると報告されている（治療前眼圧16.9 mmHgから治療後眼圧10.6 mmHg）．しかし，30%の眼圧下降を認めていても緑内障性視野障害が進行していく症例も多くあるし，日内変動の影響を受けたり，長年の治療でベースラインの眼圧値自体が上がってしまっていることも多く，眼圧だけでは判断に苦

慮する場合を多く経験する．その場合は次項で述べる光干渉断層計（optical coherence tomography：OCT）の緑内障マップや視野障害の進行を参考に手術加療を考慮する．

過去にGoldmann視野計を用いた研究などから，Goldmann視野計で異常を検出できない初期では19 mmHg，鼻側階段や弓状暗点では16 mmHg，視野欠損が1/4以上では14 mmHg，正常眼圧緑内障では12 mmHg，理想的には10 mmHgまで視力を下げるべきと言われている．すべての緑内障患者で10 mmHg以下の眼圧を達成することは不可能であるが，将来的にトラベクレクトミーを施行しても平均して−0.31 dB程度の視野障害の進行を認める報告[8]もあり，眼圧非依存性の視神経障害の影響もあると考えられるため，緑内障手術介入が遅くなりすぎないように留意する．

2）進行判定による判断

目標眼圧が達成できている場合でも，視神経障害が進行している，もしくは進行していくと考えられる場合は手術を考慮する．進行判定は主に視野検査の結果やOCTの所見から行う．視野の評価はMD slopeが予後予測を立てやすく，患者説明をしやすく，余命を考えて手術の判断をしやすい．ただし，視野検査で緑内障が悪化しているかどうかは検査回数や信頼性で大きく変わるし，進行の判定には少なくとも5回以上の視野測定が必要である．新たに緑内障と診断された患者の場合は，最初の2年間はできるだけ頻回に視野測定を行うことが緑内障診療ガイドラインに明記されている．また，30°や24°の検査だけでなく，中心10°の視野検査も行う必要がある．特に傍中心から視野障害がくる場合が多い近視眼の緑内障などで注意が必要である．MD slopeは，できるだけ0 dB/年に近づけるのが理想であるが，現実的には難しいことが多い．我々の医局では，生涯にわたる視機能維持のために許容できる視野進行速度の目安を−0.2〜−0.3 dB/年程度と考えており，手術のリスクを考えて眼圧下降のための緑内障手術

を選択している．

また，MD slopeで視野進行を予測する場合，長期間のデータが必要となる．図1の症例は20年近く緑内障診療を受けている症例である．全体（図1-a）のMD slopeを見ると右−0.14 dB/年，左−0.31 dB/年と視野進行の程度は緩徐にみえるが，20年経過すると左眼は6〜7 dB程度の感度低下を認める．数字上は良さそうな経過だが，実際には傍中心の感度が低下しており，視力低下・日常生活での不自由を自覚している．実際には，2010〜2014年まで受診が途切れており，その間にMD値の悪化を認めている．その後の視野検査も施行間隔が2年に1回程度と長く，視野進行の判定には不向きである．本症例は，最後の視野検査の前に，MIGS併用の白内障手術を施行し，MD値は回復したが，グレースケールでも確認できる傍中心の暗点は緑内障性の障害であり，白内障術後も見えにくさの訴えは残っている．症例によっては周辺視野が障害されるより，傍中心の障害が先行する症例があるため，30-2もしくは24-2プログラムだけでなく，定期的に10-2プログラムでの視野検査も行うことで，特に傍中心が障害されている緑内障症例は早期の介入を考える．本症例を振り返ると，手術のタイミングとしては①2009年の傍中心暗点が発覚したとき，②2015年の再診時に，点眼コンプライアンス不良と判断して手術，が挙げられる．術式としては今であれば白内障の程度と相談して眼内ロトミー（±白内障手術）を選択すると思うが，2015年当時，国内で眼内ロトミーはまだ報告されておらず，従来法の眼外ロトミーを選択するか，場合によっては濾過手術を選択することになる．現在は緑内障手術の選択肢が多くなっており，2024年に緑内障手術を行う我々は先人の恩恵を受けていることを実感する．

また，進行判定は視野検査だけではなく，OCTでも行うことができる．ただし，後期から末期になるとfloor effectにより判定は難しくなるため，OCTでの進行判定は初期が有用である．Follow upモードを利用して神経線維層欠損（NFLD）の

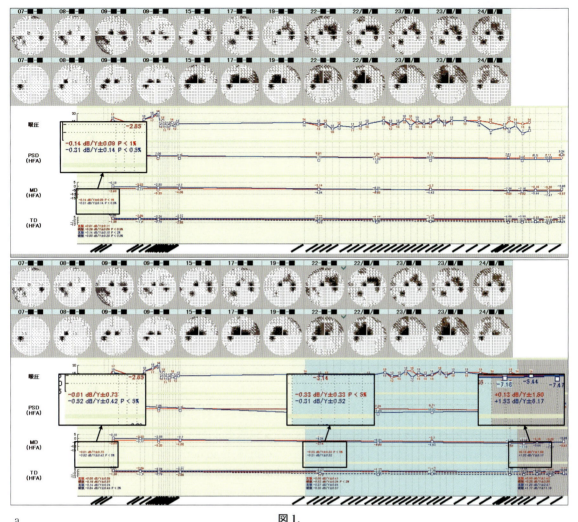

図1.
a：20年程度の経過で見たMD slope
b：受診中断などが重なり，視野検査回数が少なく，MD slopeでは進行の判定に時間がかかる．

幅の拡大や新規のNFLDの出現，神経節細胞層（GCL）の菲薄化などを経時的にチェックし，進行があれば治療強化を行う．

緑内障手術の選択

1．マイクロフックトラベクロトミーを含めたab interno trabeculotomy

マイクロフックを用いて眼内からトラベクロトミーを行う術式であり，予測性が高い[9]ため，術後の目標眼圧を考えて術式を選択する．基本的に20～30%程度の眼圧下降を目標としている．Low teenの眼圧を目標とするには不十分なことが多いため，致命的な合併症の少なさを考えると，後期・末期の症例には不適で，初期から中期の症例が良い適応となる．中高年以降で水晶体混濁がある場合，原則水晶体再建術を併用としている．

2．眼内ドレーン挿入術

水晶体再建術との併用が必要な術式である．2024年8月の時点で添付文書は改訂されており，今後は眼内ドレーン単独での緑内障手術が可能となる．基本的に，水晶体再建術単独を行うより眼圧下降を得ることができるが，マイクロフックを用いた緑内障手術と同等か，劣る程度の眼圧下降となることが多い．筆者は，緑内障が安定しておりMD slopeの傾きが緩やかで，視力低下のために白内障手術が必要になった症例に対し，良い適応として使用している．

3．プリザーフロマイクロシャント

　我が国では2022年に導入されたばかりで，内腔70 μm，外径350 μm，全長8.5 mmのチューブ型のデバイスである．強膜トンネルを作成し，デバイスを前房内に挿入し，結膜下に房水を導くことで眼圧下降を図る．強膜弁の作成は必要なく，マイトマイシンCを用いて結膜の瘢痕化を抑制する．我が国の長期の経過はないが，諸外国では線維柱帯切除術より眼圧は下がらないものの，安全性の高い手術と認識されている．緑内障専門家のなかでも意見は分かれている部分はあるが，基本的にはプリザーフロマイクロシャントを介した房水流出量は少ないため，低眼圧になりにくく，術後の視力改善も良いため，マイクロフックトラベクロトミーと濾過手術の中間に位置するような術式と考えられている．線維柱帯切除術のように1桁の眼圧を達成するのは困難で，15 mmHg程度の眼圧となることが多い．良い適応はプロスタグランジン関連眼窩周囲症(prostaglandin associated peri orbipathy：PAP)がほとんどなく，結膜の状態が良い症例と思われる．

4．チューブシャント手術

　我が国では，Ahmed緑内障バルブ挿入術およびBaerveldt緑内障インプラント挿入術の2種類が使用可能である．当院では，プレートの大きさや術後の低眼圧の発症などから，基本的にはAhmed緑内障バルブを使用している．まずは濾過手術を行い，眼圧が再上昇した場合に良い適応とされているが，当院ではPAPが強く濾過手術の成績が悪いと思われる症例や，結膜が非薄化，瘢痕化していたり，ぶどう膜炎続発緑内障などで房水産生が極端に低下し，濾過胞の維持が困難と思われる症例，濾過胞の維持のためのレーザー切糸などの処置のために，頻回の通院が難しい高齢者などには積極的にAhmed緑内障バルブの適応としている．実際には，リスク・ベネフィットの点から先行して上記の水晶体再建術併用のマイクロフックを行っていることが多い．眼内レンズ眼に対してチューブシャント手術を選択する場合が多く，角膜内皮への影響が懸念されるため，後部硝子体剥離(PVD)が起きている症例は硝子体手術併用で扁平部挿入としている症例も多い．

5．線維柱帯切除術(trabeculectomy)

　多くの報告で眼圧下降効果は30%を超えており，緑内障手術のなかで唯一，10 mmHg以下を目標として行うことができる術式である．術中操作(強膜弁，深層弁，マイトマイシンCの濃度・塗布時間，縫合部位や強さ)の点で微妙なバリエーションが多く，その解決策としてエクスプレス挿入術やプリザーフロマイクロシャントといった簡易化された術式へとつながっている．しかし，重要な合併症と術後早期の視力低下や，術後晩期の濾過胞感染症が挙げられる．濾過胞感染の発症率は5年間で2.2%と決して無視できる確率ではなく[10]，注意が必要である．また，濾過手術が効きにくい，もしくはリスクが高いケースとしては無水晶体眼，無硝子体眼，短眼軸，眼科手術の既往，tonometric PAPなどが挙げられる．これらの症例は濾過手術ではなく，チューブシャント手術の選択を考慮する．

高齢者に対する緑内障手術

　高齢者は特に緑内障治療歴が長い場合が多く，PAPを発症していることが多い．PAPは，美容面だけでなく，眼圧測定や濾過手術の成績に影響を及ぼすことが多く，特に眼圧測定に影響を及ぼしている場合は，眼圧が過大評価されていることもある．Goldmann視野計での眼圧測定だけでなく，iCareなどの測定時に眼瞼圧の影響を受けにくい測定機器を用いて眼圧を判断するのも良い．特に我々は術前のPAPの重症度が高いほど線維柱帯切除術の成功率が低下していることを報告している[11]ことからも，将来的な緑内障手術を考慮するならばEP2受容体作動薬への点眼薬の変更など，PAPの発症予防を早期から行うべきだと考えている．また，90歳を超えてくる場合，余命も含めて考えるとリスクが多く，術後の処置や頻回の診察が負担となる濾過手術を選択する場面は少

なくなると思う．高齢者ほど，リスクの少ない低侵襲な手術を選択したほうが結果的に良いことも多く経験する．

まとめ

緑内障の手術の術式とタイミングについては，近年様々な緑内障術式が登場したこともあり，様々な意見が存在する．ただ，原則として患者のQOVを良好に維持するためには，視野障害が後期や末期になってから介入をするのではなく，早めに手術を含めた治療強化を考える必要がある．そのためには合併症の少ない MIGS，SLT などを早期から積極的に行い，早期の段階から視野進行を緩徐にするのが1つの解決策である．しかし，MIGS だけでは緑内障の手術は完結できないため，我々はそれぞれの患者事情にあった治療を患者に提案し，リスクとベネフィットを患者本人にしっかりと理解してもらって治療にあたる必要がある．

緑内障手術は必要な治療ではあるものの，患者本人の精神的負担は大きい．また白内障手術や網膜剝離の手術などのように，治療により視力改善をする手術ではないため，患者の満足度はどうしても劣ってしまう．侵襲の大きく，患者の負担になる手術をしないコツは，早期発見・早期治療を行うことと，継続した加療を行うこと，早期にMIGS などのリスクの低い手術で介入することだと考えている．緑内障は徐々に悪化していくため，治療が遅れると日常生活に支障をきたしてしまう場合もある．そのため，本稿が緑内障手術のタイミングを考える一助になれば幸いである．

文　献

1) Saito Y, Higashide T, Takeda H, et al：Benetifal effects of preoperative intravitreal bevacizumab on trabeculectomy outomes in neovascular glaucoma. Acta Ophthalmol, **88**(1)：96-102, 2010.
2) Takahira Y, Inatani M, Kawaji T, et al：Combined intravitreal bevacizumab and trabeculectomy with mitomycin C alone for neovascular

glaucoma. J Glaucoma, **20**(3)：196-201, 2011.
3) Heiji A, Bengtsson B, Hyman L, et al：Natural history of open-angle glaucoma. Ophthalmology, **116**(12)：2271-2276, 2009.
4) Damji KF, Konstas AG, Liebmann JM, et al：Intraocular pressure following phacoemulsification in patients with and without exfoliation syndrome：a 2 year prospective study. Br J Ophthalmol, **90**(8)：1014-1018, 2006.
5) Gazzard G, Konstantakopoulou E, Garway-Heath D, et al；LiGHT Trial Study Group：Selective laser trabeculoplasty versus eye drops for first-line treatment of ocular hypertension and glaucoma(LiGHT)：a multicentre randomised controlled trial. Lancet, **393**(10180)：1505-1516, 2019.
6) Sugihara K, Fukuda H, Omura T, et al：Reasons for choice of glaucoma surgery in eyes not treated with anti-glaucoma medications. BMC Ophthalmol, **22**(1)：145, 2022.
7) Anderson DR；Normal Tension Glaucoma Study：Collaborative normal tension glaucoma study. Curr Opin Ophthalmol, **14**(2)：86-90, 2003.
8) Naito T, Fujiwara M, Miki T, et al：Effect of trabeculectomy on visual field progression in Japanese progressive normal-tension glaucoma with intraocular pressure < 15 mmHg. PLoS One, **12**(8)：e0184096, 2017.
9) Tanito M, Sugihara K, Tsutsui A, et al：Effects of Preoperative Intraocular Pressure Level on Surgical Results of Microhook *Ab Interno* Trabeculotomy. J Clin Med, **10**(15)：3327, 2021.
   Summary 眼内ロトミーでは術前の眼圧から術後の眼圧を予測できる．
10) Yamamoto T, Sawada A, Mayama C, et al；Collaborative Bleb-Related Infection Incidence and Treatment Study Group：The 5-year incidence of bleb—related infection and its risk factors after filtering surgeries with adjunctive mitomycin C：collaborative bleb-related infection incidence and treatment study 2. Ophthalmology, **121**(5)：1001-1006, 2014.
11) Tanito M, Ishida A, Ichioka S, et al：Proposal of a simple grading system integrating cosmetic and tonometric aspects of prostaglandin-associated periorbitopathy. Medicine(Baltimore), **100**(34)：e26874, 2021.
    Summary PAPの重症度は，手術予後に関係する．

特集/分野別 エキスパートが伝授する手術適応の考え方
—タイミングと術式選択—

黄斑上膜手術のタイミング

若林美宏*

Key Words: 黄斑上膜(epiretinal membrane)，硝子体手術(vitrectomy)，変視(metamorphopsia)，Mチャート(M-CHARTS)，不等像視(aniseikonia)

Abstract: 黄斑上膜(ERM)の自覚症状は多様である．しかし，進行速度が緩徐であるため，症状自体に気づいていない患者も多く，手術のタイミングを判断することが難しい疾患と言える．したがって，手術の根拠となるエビデンスを十分に理解しておくことが肝要である．ERMの主な症状は視力低下，変視，不等像視(主に大視症)である．そのなかでも変視の程度は術後の視覚関連QOLに大きく影響する．したがって，M-CHARTSを用いてERMで自覚される変視を定量し，手術のタイミングを決定する際の参考値にすることが望ましい．また，ERMで生じるOCTの画像変化は手術予後に関連する重要な因子であり，手術のタイミングを決定する際のポイントとして十分把握しておく必要がある．視力予後の主な関連因子は，網膜外層構造のEZ(ellipsoid zone)とCOST(cone outer segment tip)ラインの途絶の有無，PROS(photoreceptor outer segment)の長さなどである．変視予後の主な関連因子は，中心網膜厚，内顆粒層とEIFL(ectopic inner foveal layer)の厚みである．これらの臨床所見に着目すれば，手術のタイミングを判断することが可能である．

はじめに

黄斑上膜(epiretinal membrane：ERM)は有病率の高い黄斑疾患である．OCTの進化に伴いERMの病態理解は深まったが，治療については未解決な面も多いと考えられる．ERMの本態は黄斑部網膜表面に生じた病的な膜組織であり，膜の収縮により黄斑が徐々に牽引され，その程度に応じて変視(歪視)，不等像視(主に大視症)や視力低下が緩徐に進行していく疾患である．ERMは網膜裂孔や硝子体出血，ぶどう膜炎などの内眼疾患が誘因となって発生することもあるが，その多くは原因不明の特発性ERMである．硝子体手術による膜除去が唯一の治療法であり，その効果について数多くの研究報告がある．しかし，「自覚症状が少ない早期のうちに手術すべきか？」や，「症状の進行をどの程度まで待ってもよいのか？」など，実臨床において様々な疑問点や課題があり，手術に踏み切るタイミングの判断は，個々の眼科医の裁量に委ねられている．今回，主に特発性ERMを対象とした臨床研究の結果をレビューし，硝子体手術のタイミングを考えるうえで重要と考えられる事項をまとめた．日常診療で，本総説がERMの手術時期を決定する際の一助になれば幸いである．

黄斑上膜の疫学と自然経過

まず，ERMの疫学と自然経過について述べる．

* Yoshihiro WAKABAYASHI，〒160-0023　東京都新宿区西新宿6-7-1　東京医科大学臨床医学系眼科学分野，教授

1. 黄斑上膜の有病率

1997年のBlue Mountains Eye Studyによる大規模疫学調査によれば，眼底写真のみで判定した場合，ERMの有病率は60～69歳で7.2%，70～79歳で11.6%である．しかし，写真判定に加え，OCTを併用して調査を行ったBeaver Dam Eye Study(2015年)によれば，ERMの頻度は63～74歳で24%，85歳以上では53%と高率である．

2. 黄斑上膜の自然経過

ERMの病状説明や手術のタイミングを判断するうえで，ERMの自然経過を把握しておくことは重要である．そこでERMの自然経過にかかわる報告を記す．

1) 視力の自然経過

2015年Byonらは，小数視力0.5以上の特発性ERM 62眼を2年間にわたって経過観察したところ，視力logMAR値はベースラインの平均0.11から，24か月後で0.15と有意な悪化はなく，OCTでの中心網膜厚も平均339μmから343μmと統計学的には不変であったことを報告した．次いで2019年Luuらは，自覚症状の軽い初期の特発性ERM 145眼を平均3.7年間(1～7年間)にわたって経過観察した結果，視力低下の程度は年平均0.012 logMARと極めて緩徐であることを報告し，視力低下にかかわる因子は，ベースラインでの変視の存在と白内障の進行であることを挙げている．またERMの診断後，直ちに手術をした症例と，半年間待機して手術を施行した症例の術後視力を比較したParejaらの研究(2019年)によれば，両群間に有意な差はなかったと結論づけている．これらの結果から，視力障害が軽度のERM患者に対しては，短期的には疾患自体の進行速度は非常に遅いため，早急な手術は必ずしも必要ではないことを説明する．

2) 変視の自然経過

変視の程度はM-CHARTSを用いて定量化することが可能であり，簡便で客観性に優れている．ERMと変視に関する研究報告は本邦から数多く発信されている．変視の自然経過を観察した研究

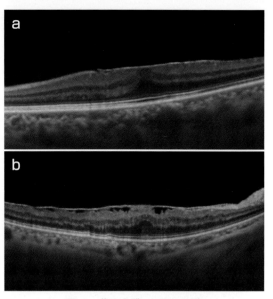

図 1. 黄斑上膜のOCT画像
a：初期では黄斑上膜は網膜表面と均一に接着している．
b：進行してくると網膜表面に細かい皺が観察されるようになる．

は比較的少ないが，ERMの変視量をM-CHARTSを用いて3年以上経過観察した報告によれば，膜の収縮による網膜血管の移動量と変視の悪化程度との間には有意な正の相関があり，ERMによる網膜の収縮により変視が悪化し，網膜の垂直方向の収縮は水平ラインの変視，水平方向の収縮は垂直ラインの変視と関係があることがわかっている[1]．

3) 黄斑形状の自然経過

形態面での自然経過について，OCTの形状変化を観察したByonらの研究(2015年)によれば，初期ERMのOCT所見の特徴として，膜は網膜表面と均一に接着しているが(global attachment, 図1-a)，膜の接線方向への収縮が進行すると部分的な接着(partial attachment, 図1-b)に変化し，網膜表面に細かい皺が観察されるようになる．2年間の経過でglobal attachmentタイプの約33%がpartial attachmentに移行し，その多くの症例で視力が低下したとされている．また，膜の収縮程度を表す中心網膜厚の変化は特に重要であり，年間の増加率は平均2.7μmと緩徐である一方，50μm以上増加した症例の半数は視力が低下してい

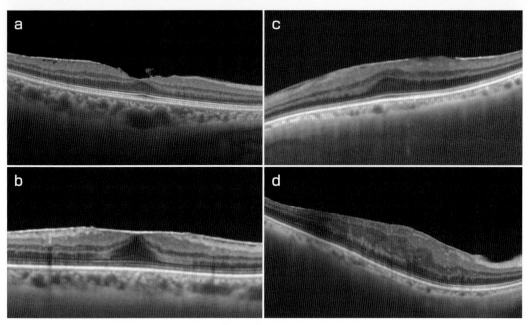

図 2. 黄斑上膜のステージ分類
a：Stage 1. ERM は存在するが，中心窩陥凹がまだ保たれている．
b：Stage 2. 中心窩陥凹が消失し，外顆粒層の肥厚が生じている．
c：Stage 3. 中心窩下に，ectopic inner foveal layer（EIFL）と呼ばれる網膜内層と連続する組織が観察される．
d：Stage 4. EIFL に加え，網膜層構造が消失している．

たとされている．網膜外層のエリプソイドゾーン（ellipsoid zone：EZ）のシグナルに着目すると，2 年間の経過観察で正常 EZ から，シグナル低下や途絶などの異常 EZ に転じた割合はわずか 8％と低いが，EZ シグナル異常の存在は視力低下のリスク因子であるとされている．

ERM のステージ分類

OCT 所見を詳細に観察することで，重症度を分別することが可能である．したがって，国際的に使用されている ERM ステージ分類を明記しておくことは重要である．2017 年 Govetto らは，SD-OCT の所見をもとにした ERM ステージ分類を提唱し，現在も多くの臨床研究で用いられている（図 2）．

Stage 1 は ERM 自体存在するが，中心窩陥凹が保たれている初期段階（図 2-a）．

Stage 2 は中心窩陥凹が消失し，外顆粒層の肥厚が生じている段階（図 2-b）．

Stage 3 は中心窩下に，ectopic inner foveal layer（EIFL）と呼ばれる「網膜内層と連続する組織」が観察されだした段階（図 2-c）．

Stage 4 は EIFL に加え，網膜層構造の消失所見が観察される段階（図 2-d）．

ERM に対する硝子体手術の予後

手術のタイミングを判断するにあたって，術後の改善度と予後にかかわる関連因子を事前に把握しておくことは，実臨床において極めて重要である．そこで，ERM の主な症状である視力低下，変視，不等像視（大視症），立体視異常について，術後の回復具合はどの程度なのか？ またその改善にかかわる関連因子は何か？ について記述する．

1. 視力予後
1）視力の改善度

ERM に対し手術を行うと，多くの症例で視力は改善する．実際に，術後の視力は 3 か月後まで比較的急速に改善し，さらに 12 か月後まで緩やかに改善していく[2)3)]．自験例でも，過去の報告と同様に術後視力は良好で，術後 3 か月の時点で 6 割

の症例で小数視力1.0以上が得られ，9割の症例で0.7以上であった[4]．ただし，ERMの手術対象の多くが高齢者であることから，白内障手術も併施している症例が多い．したがって，その分の視力改善が上乗せされていることを念頭に置くべきである．

2）視力予後に関連する因子

術後視力を予測する因子としてまず挙げられるのは，他の黄斑疾患と同様に術前の視力である．すなわち，術前視力が良好であるほど術後視力も良い[2〜5]．次いで，OCTで観察可能な網膜外層構造の状態も視力予後の予測因子となるため，着目すべきである．すなわち，術前のEZ[2]とCOST（cone outer segment tip）ラインの途絶が少ないほど[5]，また術前のPROS（photoreceptor outer segment）の長さが長いほど手術後の視力は良好である[6]．

2．変視の予後

1）変視の改善度

M-CHARTSを用いた研究によれば，ERMで生じた変視も硝子体手術で改善することがわかっている．変視は術後3か月まで比較的急速に改善し，その後も6か月から1年かけて緩徐に改善していく[3)6]．しかし，術後1年以降の有意な改善はないとされている[6]．また，ERMでは垂直ラインの変視（エクセル表の縦線を見たときや家の柱を見たときに感じる変視）は水平ラインの変視より改善程度が少ない．その理由として，視神経乳頭の局在位置や網膜血管や視神経線維の走行形態など網膜の構造上の違いが推察されている[3]．

当教室の鈴木らは，片眼性のERMでも，罹患眼の変視が一定以上高度（M-CHARTS 1.15°以上）だと，両眼を開放した状態の日常視において変視を自覚している可能性があることを報告した[7]．このようなERMに対しても，硝子体手術を行うと，両眼開放下の変視は減少し，この変視は60％の症例で消失する[7]．

2）変視予後に関連する因子

ERM術後の変視の程度を予測する因子として，

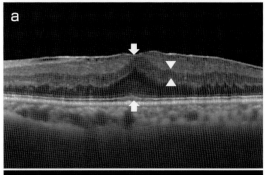

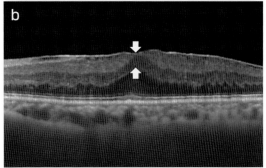

図3．黄斑上膜の変視予後にかかわるOCT所見
a：内顆粒層（矢印）と中心網膜厚（矢頭）が厚いほど術後の変視は強く残存する．
b：EIFL（矢印）が厚いほど術後の変視は強く残存する．

術前の変視量が重要であり，変視が少ないほど術後の変視も少ないという結果になる[3)4)6)〜10]．OCTで計測可能な術前の中心網膜厚[3)8]，内顆粒層（INL）の厚み[8)11]，EIFL[4]の厚み，ERMと網膜表面とのgap領域（SUKIMA）の面積[12]も変視にかかわる重要な因子であり，これらの値が大きいと術後に変視が残存しやすい（図3）．これらのうち，特に術前の内顆粒層の厚みは術後変視量の独立した予測因子であることから，ERMの収縮による水平細胞，双極細胞，アマクリン細胞，Müller細胞の構造変化や偏位が，変視の病態に深くかかわっていると推察されている[8)11]．また，OCT enface画像を詳細に観察することで，ERMによる網膜皺襞や，網膜とERMとの接着面の詳細な分析が可能であるが，その皺の深さや（maximum depth of retinal folds：MDRF）[13]，皺の数や接着面の面積が変視の程度と深く関連していることもわかっている．

3．不等像視（大視症）の予後

ERMが進行すると網膜起因性の不等像視が生

じる．ERM は求心性に黄斑を収縮させるため，患者は罹患眼の像を健眼と比較し大きな像として自覚する（大視症）．ERM で生じた不等像視は New Aniseikonia Test（NAT）を用いることで定量可能であり，片眼性の ERM 眼は健眼と比較し，平均約 5～6％（最大約 20％）の大視症が存在している[14)~16)]．

1）大視症の改善度

ERM 術後の不等像視を分析した報告によれば，視力や変視の結果と異なり，大視症は改善しにくいと考えられている[10)16)]．

2）大視症に関連する因子

術前の大視症が少ない症例ほど，術後の大視症も少ない[17)]．術後の大視の程度を予測するための重要 OCT 所見は，変視の場合と同様に術前の内顆粒層の厚みである[14)]．光干渉血管造影（OCTA）を用いて ERM 眼の中心窩無血管領域（foveal avascular zone：FAZ）を詳しく分析すると，罹患眼の FAZ と健眼の FAZ との面積比は不等像視の予測因子であり，ERM 眼の FAZ 面積が小さいほど大視症の手術予後は不良であるとされている[17)]．

4．立体視の予後

ERM では視力低下，変視，大視症により両眼視機能も障害される．一般に，良好な立体視の条件として，不等像視が少ないことが重要で，不等像視が 5％を超えると良好な立体視の妨げになるとされている．ERM の立体視について，Titmus Stereo test（TST）を用いた研究があるので紹介する．

1）立体視の予後

ERM に手術を行うと立体視は有意に改善することもわかっている[16)18)]．当教室の結果でも，ERM の立体視差は術前の平均 200″（TST のサークル 3/9 までは判別可能）から，術後 6 か月で 100″（サークル 5/9 までは判別可能）に改善し，44％の症例が 60″より良好な立体視（サークル 7/9 以上を判別可能）を獲得した[18)]．

2）立体視の予測因子

術前の立体視が良い症例は術後の立体視も良好

である[18)]．2020 年に Okamoto らは，ERM の立体視に大視症の程度が深くかかわっており，術前の不等像視の程度は術後立体視の重要な予測因子であることを報告した[16)]．術後に大視症の改善が得られにくいことから，良好な立体視を獲得するためには，大視症が悪化する前に手術を施行することが重要であると言えよう．また，当教室の小野寺らは片眼性 ERM の立体視と変視との関連性について調べたところ，術後の立体視は術前の水平経線の変視量と深くかかわっていたことを報告した．その理由として，立体視にとって重要な融像域は水平方向よりも垂直方向のほうが狭いため（Panum の融像感覚圏），ERM 眼の水平経線の変視が高度だと両眼の網膜像が融像しにくくなるのではないかと推察している[18)]．さらに良好な立体視（60″以下：TST のサークル 7/9 以上を判別可能）を得るための術前因子を検索した結果，中心網膜厚はその指標として有用であり，そのカットオフ値は 450 μm（AUC 0.80，感度 70％，特異度 80％，p＜0.001）であることがわかった．すなわち，片眼性 ERM 術後に良好な立体視を得るためには，OCT の中心網膜厚が 450 μm 以下で手術を行う必要がある．

5．視覚関連 QOL の予後

VFQ-25 によるアンケート手法を用いて，ERM の視覚関連 QOL を調査すると，「一般的見え方」「近見視力による行動」「遠見視力による行動」「見え方による社会生活機能」「見え方による心の健康」「見え方による役割機能」「見え方による自立」の 7 項目の総合スコアは，術後に有意に改善する[10)19)]．ERM 術後の視覚関連 QOL の程度に最も影響する術前因子は変視量である[19)]．すなわち，術前に変視が少ない症例ほど術後の視覚関連 QOL が良好である．

黄斑上膜手術のタイミング

ERM 手術後の視機能に関連する術前の関連因子とその着目点について表 1 にまとめた．これらの指標に着目して，手術のタイミングを検討する

表 1. ERM の術後視機能に関連する術前因子とその着目点

術後視機能	関連する術前因子	着目点
視力	EZ(ellipsoid zone)[2] COST(cone outer segment tip)[5] PROS(photoreceptor outer segment)[6]	途絶の有無 途絶の有無 長短
変視	内顆粒層厚[8][11] 中心網膜厚[3][8] EIFL(ectopic inner foveal layer)[4] SUKIMA(上膜と網膜表面との gap 領域)[12] MDRF(maximum depth of retinal folds)[13]	厚みの程度 厚みの程度 出現の有無, 厚みの程度 面積の程度 皺の深さ(最大値)
不等像視(大視症)	内顆粒層厚[8][11] 中心窩無血管領域(foveal avascular zone：FAZ)	厚みの程度 面積比(対健眼)
立体視	不等像視(大視症)[16] 変視[18] 中心網膜厚	健眼との差 M-CHARTS で計測したスコア カットオフ値 450 μm
視覚関連 QOL	変視[19]	M-CHARTS で計測したスコア

と良い.

ERM に対して適切に手術を行うと, 視力と変視の改善とともに立体視と視覚関連 QOL が向上する. 視力, 変視, 不等像視(大視症), 立体視, 視覚関連 QOL のいずれにおいても, 術前の検査結果が良い症例ほど手術予後も良好である. したがって, 手術のタイミングを視機能改善の観点のみから考えれば, できるだけ早期に手術を行うことが理想的と考えられる. 硝子体手術機器の発達のおかげで, より安全な手術が可能となり, ERM 術後に重篤な合併症が生じることは少ない. しかし近年, ERM 手術後の 73% の症例に視野障害が発生しており, 内境界膜(ILM)剝離がリスク因子であることが報告された[20]. ILM 剝離は術後の ERM 再発を予防する効果があり, 術後の視野障害は合併症として深刻な問題である. また, ERM が優位眼に生じた場合, 一部の症例では経過とともに優位眼を健眼に移動させるという順応が働き, 両眼開放下の視機能障害が自然に緩和していく可能性が指摘されている[7]. ERM が高度で視機能異常が明らかな症例は手術の適応である一方, ERM の進行は極めて緩徐であることから, 自覚症状に乏しい初期の ERM に対しては, 一旦経過観察を勧めるなど, 手術のタイミングを慎重に検討することも重要である.

OCT と硝子体手術の発展に伴い, ERM 手術は進行防止を目的としていた時代から, 視覚を改善させることを目的とする時代に変遷している. ERM 術後の日常視を反映していると考えられる視覚関連 QOL の術前関連因子が「変視量」であることは, ERM 手術のタイミングを考えるうえで特に着目すべき点である. 術前の視力は白内障の影響を強く受けており, 術前の視力と術前の変視量との間に全く相関関係はなく[3][6][7][18], 視力は多くの症例で術後良好に改善する. 以上から, 術前の視力のみを基準に ERM 手術のタイミングを決定することは勧められない. したがって, ERM の手術時期を適切に判断するためには M-CHARTS を用いて同時に変視の程度を把握しておくことを勧めたい. Kinoshita らによれば, 変視量が 0.5° 以上になると日常生活で変視を自覚することから, 変視量が 0.5° 以上の症例は手術の適応があり, 術後の改善を考慮すると, 遅くとも変視量が水平経線で 1.7° 以下, 垂直経線で 0.9° 以下のうちに手術を行うことが重要であるとされている[3]. 当教室で片眼性 ERM 40 例を対象に術後の視覚関連 QOL を調べたところ, 良好な視覚関連 QOL を得るためには, 術前変視量で 0.85°(水平経線の変視量と垂直経線の変視量の平均値)を超えないうちに手術を行うことが重要であることが判明している. ERM 手術のタイミングについては未解決な問題が多いため, 将来本邦から発信予定の多施設大規模臨床研究(Japan-epiretinal membrane registry)の結果に期待したい.

文　献

1) Arimura E, Matsumoto C, Okuyama S, et al：Retinal contraction and metamorphopsia scores in eyes with idiopathic epiretinal membrane. Invest Ophthalmol Vis Sci, **46**：2961-2966, 2005.
   Summary ERM の進行による網膜の収縮と変視量との関係を証明し，M-CHARTS の有用性を示した論文.

2) Inoue M, Morita S, Watanabe Y, et al：Preoperative inner segment/outer segment junction in spectral-domain optical coherence tomography as a prognostic factor in epiretinal membrane surgery. Retina, **31**：1366-1372, 2011.

3) Kinoshita T, Imaizumi H, Okushiba U, et al：Time course of changes in metamorphopsia, visual acuity, and OCT parameters after successful epiretinal membrane surgery. Invest Ophthalmol Vis Sci, **53**：3592-3597, 2012.
   Summary ERM 術後の変視予後と中心網膜厚との関係を分析した論文.

4) Yanagida K, Wakabayashi Y, Usui Y, et al：Ectopic inner foveal layer as a factor associated with metamorphopsia after vitrectomy for epiretinal membrane. Acta Ophthalmol, **100**：775-780, 2022.

5) Itoh Y, Inoue M, Rii T, et al：Correlation between foveal cone outer segment tips line and visual recovery after epiretinal membrane surgery. Invest Ophthalmol Vis Sci, **54**：7302-7308, 2013.

6) Kinoshita T, Imaizumi H, Miyamoto H, et al：Two-year results of metamorphopsia, visual acuity, and optical coherence tomographic parameters after epiretinal membrane surgery. Graefes Arch Clin Exp Ophthalmol, **254**：1041-1049, 2016.

7) 鈴木奏子，若林美宏，湯口泰二郎ほか：片眼性黄斑上膜の両眼開放下における変視の特徴と硝子体手術の効果. 日眼会誌, **128**：320-325，2024.

8) Okamoto F, Sugiura Y, Okamoto Y, et al：Inner nuclear layer thickness as a prognostic factor for metamorphopsia after epiretinal membrane surgery. Retina, **35**：2107-2114, 2015.
   Summary ERM 術後の変視予後と内顆粒層の厚みとの関連を分析した論文.

9) Ichikawa Y, Imamura Y, Ishida M：Metamorphopsia and tangential retinal displacement after epiretinal membrane surgery. Retina, **37**：673-679, 2017.

10) Nakashizuka H, Kitagawa Y, Wakatsuki Y, et al：Prospective study of vitrectomy for epiretinal membranes in patients with good best-corrected visual acuity. BMC Ophthalmol, **19**：183, 2019.

11) Ichikawa Y, Imamura Y, Ishida M：Inner nuclear layer thickness, a biomarker of metamorphopsia in epiretinal membrane, correlates with tangential retinal displacement. Am J Ophthalmol, **193**：20-27, 2018.

12) Miyazato M, Iwashita Y, Hirano K, et al：Predictive factors for postoperative visual function in eyes with epiretinal membrane. Sci Rep, **13**：22198, 2023.

13) Hirano M, Morizane Y, Kanzaki Y, et al：En face image-based analysis of retinal traction caused by epiretinal membrane and its relationship with visual functions. Retina, **40**：1262-1271, 2020.

14) Okamoto F, Sugiura Y, Okamoto Y, et al：Time course of changes in aniseikonia and foveal microstructure after vitrectomy for epiretinal membrane. Ophthalmology, **121**：2255-2260, 2014.

15) Tanikawa A, Shimada Y, Horiguchi M：Comparison of visual acuity, metamorphopsia, and aniseikonia in patients with an idiopathic epiretinal membrane. Jpn J Ophthalmol, **62**：280-285, 2018.

16) Okamoto F, Morikawa S, Sugiura Y, et al：Preoperative aniseikonia is a prognostic factor for postoperative stereopsis in patients with unilateral epiretinal membrane. Graefes Arch Clin Exp Ophthalmol, **258**：743-749, 2020.

17) Hirata A, Nakada H, Mine K, et al：Relationship between the morphology of the foveal avascular zone and the degree of aniseikonia before and after vitrectomy in patients with unilateral epiretinal membrane. Graefes Arch Clin Exp Ophthalmol, **257**：507-515, 2019.

18) 小野寺　香，若林美宏，村瀬めぐみほか：特発性黄斑上膜に対する硝子体手術後の立体視に関わる因子. 日眼会誌, **127**：839-843，2023.

19) Okamoto F, Okamoto Y, Hiraoka T, et al：Effect of vitrectomy for epiretinal membrane on visual function and vision-related quality of life. Am J Ophthalmol, **147**：869-874, 2009.

20) Akino K, Nagai N, Watanabe K, et al：Risk of newly developing visual field defect and neurodegeneration after pars plana vitrectomy for idiopathic epiretinal membrane. Br J Ophthalmol, **105**：1683-1687, 2021.

好評

ファーストステップ！
子どもの視機能をみる
スクリーニングと外来診療

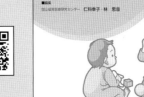

■編集　国立成育医療研究センター　仁科幸子・林　思音

2022年10月発行　B5判　318頁
定価7,480円（本体6,800円＋税）

視機能の異常を早期に発見し、適切に対応するためのファーストステップを、経験豊富な先生方のコラムでの経験談を交えながら、豊富な図表でわかりやすく解説しています！眼科医、視能訓練士、小児科医、また、小児の視覚スクリーニングにかかわる看護師、教育関係者など、子どもにかかわるすべての方にご一読いただきたい1冊です。

目次

Ⅰ．子どもの視機能発達を知る
1. 小児の眼の解剖学的な発達
2. 小児の視力発達
3. さまざまな視機能はどのように発達するか？
4. 視機能と全身の発達

Ⅱ．子どもの視機能障害を知る
1. 視覚障害をきたす疾患
2. 弱視・斜視とは？
   私の経験　その視力障害，本当に弱視ですか？
3. 屈折異常とは？

Ⅲ．視覚スクリーニングで早期発見！
1. 0歳から始めたい！視覚スクリーニング
   私の経験　産科クリニックでの1か月健診におけるred reflex法
   Tips&Knowledge　視覚スクリーニングが必要な全身疾患リスト
2. 乳幼児健康診査における視覚スクリーニング
3. 3歳児健診における視覚検査
   私の経験　家庭での3歳児視力検査体験談
4. 視覚スクリーニング機器をどう使うか？
   私の経験　3歳児健診における屈折検査機器
5. 保健センターと眼科医療機関の連携
6. 小児科医と眼科医の連携―小児科医からの提言―
   私の経験　屈折検査は3歳児健診だけでなく年中児、年長児も行う必要がある
7. 小児科医と眼科医の連携―眼科医からの提言―
   私の経験　「小児科の先生，お世話になっています」

Ⅳ．眼科精密検査の進め方
1. 乳幼児の検査の進め方
   Tips&Knowledge　0歳児を診察する！
2. 眼位・眼球運動・両眼視機能検査
3. 視力検査
4. 精密屈折検査
5. 眼底検査
   Tips&Knowledge　小児眼科医が伝授する診療のコツ
6. 視野検査―動的視野測定を中心に―
7. 画像検査
8. 障害（発達障害・全身疾患）を持つ子どもへの対応
9. 小児の眼鏡処方
   Tips&Knowledge　インフォームド・コンセント
10. 専門機関へ紹介するタイミング
    Tips&Knowledge　紹介状作成のポイント―紹介される側からの要望―
    私の経験　子どもへの虐待を疑ったら

Ⅴ．学童期の視覚管理の課題
1. 近視の管理の仕方
   私の経験　近視の進行防止の前にしておくべきこと
2. デジタルデバイスによる急性内斜視
   私の経験　自験例から考える！デジタルデバイスによる急性内斜視患者の生活環境と生活指導
3. 心因性視覚障害
   私の経験　トリック法を行うとき―視能訓練士の心構え―
4. 色覚検査とアドバイス
   私の経験　私の色覚診療
5. スポーツ外傷の防止
   私の経験　アスリートの視機能―ファクターX―
6. コンタクトレンズの処方と管理―処方後のアフターケア・生じうる問題―
   私の経験　ファッションと眼

Ⅵ．医療・福祉・教育機関における多職種の連携
1. 視覚障害児に対する医療・福祉・教育機関の連携
   私の経験　アイサポート教育相談
   Tips&Knowledge　書類作成をどうするか？
2. 弱視（ロービジョン）の子どもに対する医療・教育関係の連携
   Tips&Knowledge　成功体験につなげる子どものロービジョンケア
3. 弱視や斜視の子どもに対する医療・教育機関の連携
   私の経験　学校での様子を聞く大切さ
4. 近視の子どもに対する小・中学校との連携
   Tips&Knowledge　ICT機器利用と児童生徒の健康
5. 学校へのアドバイス
   Tips&Knowledge　先天赤緑色覚異常の色世界

Ⅶ．小児眼科のトピックス
1. 小児の画像診断の進歩
   私の経験　自験例でも実感した小児の画像診断の進歩
2. 小児に適したERG
3. 未熟児網膜症に対する抗VEGF療法
   私の経験　未熟児網膜症に対する抗VEGF療法―長期経過は？―
4. 遺伝性網膜ジストロフィ
   私の経験　Stargardt病・黄色斑眼底の症例提示，治療法の現状
5. 発達障害児における視覚異常
6. 小児の麻酔と鎮静

全日本病院出版会

〒113-0033　東京都文京区本郷3-16-4　Tel:03-5689-5989
www.zenniti.com　　　　　　　　　　　Fax:03-5689-8030

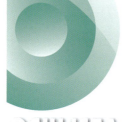

特集／分野別 エキスパートが伝授する手術適応の考え方
―タイミングと術式選択―

網膜分離症手術のタイミング

浦本賢吾*

Key Words : 近視性網膜分離症(myopic retinoschisis：MRS), 内層分層黄斑円孔(inner lamellar macular hole：ILMH), 全層黄斑円孔(full thickness macular hole：FTMH), 黄斑円孔網膜剥離(macular hole retinal detachment：MHRD)

Abstract : 近視性牽引黄斑症は，強度近視眼にみられる牽引によって引き起こされる黄斑部網膜障害の総称であり，網膜分離症は近視性牽引黄斑症の疾患概念の1つとされている．全層黄斑円孔，黄斑円孔網膜剥離といったより重篤な合併症病変への進行予防やその治療のために，近視性牽引黄斑症に対する硝子体手術が広く施行されている．単純な網膜分離症の進行例に対しては通常のILM剝離の適応，網膜分離症で黄斑部網膜剥離が出現した症例または内層分層黄斑円孔の症例に対しては，黄斑部が薄く，術後の全層黄斑円孔や黄斑円孔網膜剥離の合併を防ぐためにFSIPを行う．手術適応は，牽引性黄斑部網膜剥離の増悪，歪視の増悪，黄斑円孔や黄斑円孔網膜剥離へ進行する危険が切迫しているものなどは積極的に手術を検討して良いが，術後黄斑円孔や硝子体手術関連黄斑萎縮の可能性も考慮して行うべきである．

はじめに

2015年の病的近視の国際メタ解析スタディ(the Meta-Analysis for Pathologic Myopia study：META-PM study)において，病的近視は『びまん性萎縮以上の萎縮性変化を眼底に有する，もしくは後部ぶどう腫を有する』眼であると明確に定義された[1]．病的近視では眼軸の延長や後部ぶどう腫に伴い，様々な病変が生じる．1999年に近視に伴う網膜分離症が初めて報告され，病的近視の主要な合併症の1つとして認識されるようになった[2]．一方で近視性牽引黄斑症は，強度近視眼にみられる牽引によって引き起こされる黄斑部網膜障害の総称であり，眼軸延長に伴う網膜の機械的伸展と硝子体による網膜の牽引により生じると考えられている．近視性牽引黄斑症は，病的近視眼底変化に加えて，①黄斑前膜，②硝子体黄斑牽引，③200μm以上の中心窩網膜の肥厚，④網膜分離，⑤網膜剥離，⑥黄斑分層円孔のうち，いずれか1つを認めることによって診断される[3]．このため網膜分離症は近視性牽引黄斑症の疾患概念の1つとされている．

網膜の分離は，外網状層，内網状層，内境界膜と神経節細胞層の間で起こると言われている．網膜外層の分裂は，主にミュラー細胞と考えられる柱状構造で構成されている[4]．

強度近視眼729眼を調べた研究では，網膜分離症は全例が外層の網膜分離を呈しており，そのうち3割が内層の網膜分離を合併していた．また，729眼のうち66%が後部ぶどう腫を合併しており，19%が網膜分離症を合併していた[5]．また，

---

* Kengo URAMOTO, 〒113-8519 東京都文京区湯島1-5-45 東京科学大学大学院医歯学総合研究科眼科学分野，助教・学部内講師

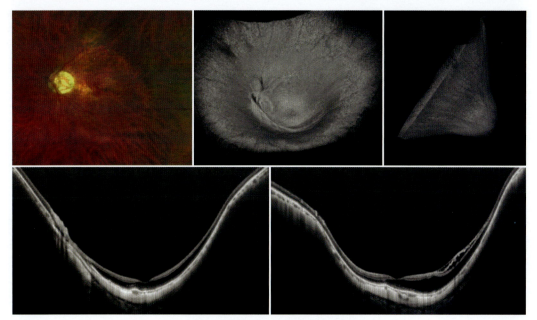

図 1. 網膜分離症と後部ぶどう腫
a：眼底写真．アーケード周囲にぶどう腫エッジが認められる．
b，c：3D-MRI による画像解析像．ぶどう腫がより明快に描出されている．
d，e：OCT の水平断と垂直断．S3 の網膜分離が認められる．

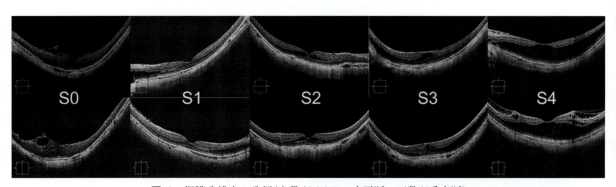

図 2. 網膜分離症の分類（上段が OCT の水平断，下段が垂直断）

後部ぶどう腫は病的近視の病態の最大の特徴の1つであり，『周囲の眼球壁の曲率半径よりも明らかに小さい曲率半径を有する後極部眼球壁の突出』と定義されている．後部ぶどう腫の強度近視患者の9〜34％に網膜分離症が認められるとの報告[2]もあり，網膜分離症と後部ぶどう腫は関連性が高いと考えられる（図1）．

近視性牽引黄斑症のそれぞれの経過

1．近視性網膜分離症（myopic retinoschisis：MRS）

網膜分離症を持つ眼の自然経過では，改善・不変・増悪が起こりうる．網膜分離症は光干渉断層計（optical coherence tomography：OCT）所見によって，網膜分離の有無または範囲によりS0（網膜分離なし），S1（中心窩以外の網膜分離），S2（中心窩内の網膜分離），S3（S1＋S2でS4に至っていないもの），S4（黄斑全域の網膜分離）に分類される（図2）．

それに加えて黄斑前膜，硝子体黄斑牽引，黄斑部網膜剝離，内層分層黄斑円孔（inner lamellar macular hole：ILMH），全層黄斑円孔（full thickness macular hole：FTMH），網膜萎縮の合併病変の有無により分類される．近視性牽引黄斑症を

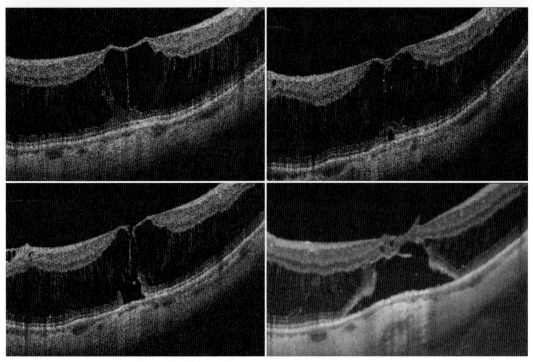

図 3．網膜分離症から黄斑部網膜剥離合併への増悪進行
a：黄斑部の網膜外層の乱れ，厚みの上昇(stage 1)
b：外層分層黄斑円孔と小さな網膜剥離(stage 2)
c：網膜剥離を覆う柱状構造の水平方向への拡大と，外層分層円孔の垂直方向への拡大(stage 3)
d：外層分層円孔の端が網膜内層に達するまで拡大(stage 4)

a	b
c	d

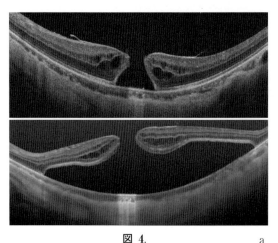

図 4．
a：全層黄斑円孔(FTMH)
b：黄斑円孔網膜剥離(MHRD)

a
b

伴う強度近視眼 207 眼を 36.2±6.2 か月の経過観察した結果，S4 を伴った眼がその他の S0〜S3 に比べて有意に網膜形状の増悪変化が認められた(46%)．しかしながら 46.4%は不変，10.7%は改善を認めた．また，S0〜S4 全体としては，経過観察期間中に，207 眼中 8 眼(3.9%)に網膜分離の減少または完全な消失が認められた．11.6%が増悪を認めた．より広範囲の網膜分離のほうが有意に進行しやすいという結果が得られている[6]．

単純な網膜分離症から黄斑部網膜剥離合併への増悪進行は大きく 4 段階[7]に分類される(図 3)．網膜分離のみの状態から黄斑部の網膜外層の乱れ，あるいは厚みの上昇が認められる stage 1，同部位に外層分層黄斑円孔と小さな網膜剥離が生じる stage 2，その小さな網膜剥離を覆う柱状構造の水平方向への拡大と，外層分層円孔の垂直方向への拡大を認める stage 3，外層分層円孔の端が網膜内層に達するまで拡大する stage 4 の 4 つである．その後，stage 4 の外層分層円孔が網膜内層を貫通すると FTMH，黄斑円孔網膜剥離(macular hole retinal detachment：MHRD)といったより重篤な合併症病変へと進行しうる[6)8)](図 4)．

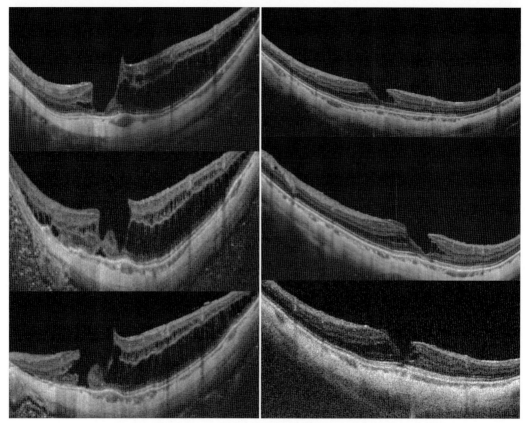

図 5. 内層分層黄斑円孔（ILMH）の増悪進行過程（a：変性型，b：牽引型）
aの変性型は黄斑部に小さな黄斑部網膜剝離が生じて増悪することにより，
bは牽引力が徐々に増加することにより，全層黄斑円孔に至っている．

2. 内層分層黄斑円孔（ILMH）

上記の進行パターンに加えて，網膜分離症では合併病変として ILMH がみられる．ILMH は網膜内層部分に牽引による裂けが生じ，網膜外層が一部残存している状態である．発生初期では黄斑の輪郭は不規則で網膜内層と網膜外層の間に分裂が認められるが，視細胞層では欠損はみられない．ILMH 増悪過程には変性型と牽引型の 2 パターンある[9]．網膜外層の小さな領域の黄斑部網膜剝離が発生し，それが拡大していく変性型と牽引が強まることにより，分層円孔が拡大していく牽引型である．両パターンとも網膜の裂け目が全層に至ると，やはり FTMH，MHRD へ進行する（図 5）．

3. 黄斑円孔網膜剝離様網膜分離症（EMS-SRD）

MHRD は重度の視力障害を引き起こすことが多く，注意を要するべき疾患であるが，現在 OCT

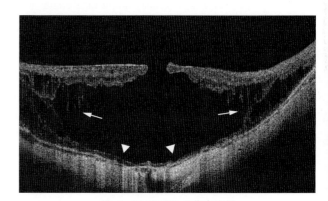

図 6. EMSSRD の代表症例

解像度の向上により図 6 に示すような，MHRD 症例のなかに網膜色素上皮上に網膜外層が残存した丈の高い網膜剝離が見つかっている．

丈の高い網膜分離を認め，黄斑部分の column 構造は図 6-白矢印が示すように過疎化・消失しており，MHRD のようにみえるが，図 6-白矢頭に示すように網膜色素上皮上に薄い網膜外層が残存

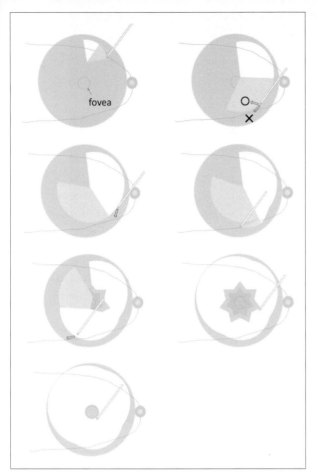

図 7． Fovea-sparing internal limiting membrane (ILM) peeling：FSIP

している．このような症例は MHRD と区別し，黄斑円孔網膜剝離様網膜分離症(extreme macular schisis simulating retinal detachment：EMSSRD)と定義されており[10]，EMSSRD 患者は近視性牽引性黄斑症を指摘された患者のうち 4％ほど存在する．EMSSRD の眼底写真の特徴としては，黄斑部に黄斑萎縮(patchy atrophy)を全例で認めることが，びまん性萎縮病変が主である MHRD との大きな違いである．

EMSSRD 発生の機序はおそらく黄斑萎縮の既往があることで黄斑部に癒着が生じ，癒着力が牽引力を上回ったため，最後まで黄斑部に剝離が生じずに丈の高い網膜分離症になってしまったと考えられる．しかしながら，一部はその後に牽引力が癒着力を上回り MHRD に至る症例もみられる(EMSSRD のうち 20％)．

治療の種類とタイミング

管理に関しては，近視性牽引黄斑症の初期や，すでに近視性眼底病変により変視症や視力低下をきたしている症例では自覚症状を伴わない場合が多く，適切な手術時期を逃さないためにも強度近視眼では定期的に OCT を施行しておくことが望ましい．

黄斑部網膜剝離や FTMH，MHRD といったより重篤な合併症病変への進行予防やその治療のために，近視性牽引黄斑症に対する硝子体手術が広く施行されている．多くの研究において硝子体皮質除去，内境界膜(internal limiting membrane：ILM)剝離，ガスタンポナーデを伴う硝子体手術は，強度近視眼の近視性牽引黄斑症の治療に効果的であることが実証されている．

これまで手術適応に関する一定の見解はないものの，積極的に手術を検討したほうが良いと考えられる症例は，①進行性の牽引性黄斑部網膜剝離を伴うもの，②収縮した黄斑前膜が中心窩に強く癒着し，歪視に影響しているもの，③黄斑円孔もしくは MHRD へ進行する危険が切迫しているもの，などである[7]．

しかしながら硝子体手術は，時に術後視力の転帰が悪化することがあり，中心窩網膜厚の薄い症例や黄斑円孔を有する症例では，黄斑円孔の拡大や網膜剝離を起こす可能性が高く，術後も黄斑円孔が残存する傾向が高い[11][12]．また，術後に黄斑部萎縮を生じる症例が 1 割ほどあり，近視性黄斑部新生血管による黄斑萎縮と区別するために，硝子体手術関連黄斑萎縮と定義されている．

したがって手術を決定する際には，患者の主訴である歪視の増悪，視力低下，網膜分離症の悪化傾向などを総合的に加味し，術後黄斑円孔や硝子体手術関連黄斑萎縮の可能性を患者に説明し，そのうえで慎重に行うべきである．

網膜分離のみ，網膜分離＋ILMH，網膜分離＋黄斑部網膜剝離，網膜分離＋ILMH＋黄斑部網膜剝離の 4 タイプで視力予後を検討した際，黄斑部

網膜剝離を伴う症例が，黄斑部網膜剝離がない症例に比べて術前および術後の矯正視力が有意に悪かった．また，術後の FTMH や MHRD への発展は5.1％の症例で，網膜分離のみ以外のすべてのタイプで発症した[8]．したがって，単純な網膜分離のみのタイプ以外では術後 FTMH，MHRD に発展しやすい．そのため，網膜分離に ILMH や黄斑部網膜剝離を合併している中心窩網膜厚の薄い症例では，術後新規の黄斑円孔や硝子体手術関連黄斑萎縮を予防するために Shimada ら[13]によって中心窩の ILM を残し，周囲の ILM を剝離する手技 fovea-sparing internal limiting membrane (ILM) peeling：FSIP が考案された．FSIP を施行した症例においては，完全に ILM を剝離した方式に比べ，術後視力や解剖学的に有意に良好な結果が得られている（図7）．

また FTMH，MHRD に至ってしまった症例に関しては緊急的な硝子体手術の適応となる．通常の硝子体手術に加えて円孔閉鎖率を高めるため，剝離した ILM を翻転して円孔を覆う手法 inverted ILM flap が用いられることがある．MHRD に対する通常の ILM 剝離での手術結果は網膜再付着率は82％と比較的高いが，黄斑円孔閉鎖率は39％と比較的低い．それに対して，MHRD に対する inverted ILM flap での手術結果は網膜再付着率は98％と高く，かつ黄斑円孔閉鎖率も95％と通常の ILM 剝離と比較して有意に高くなっている[14]．

EMSSRD の硝子体手術成績は，もともと黄斑萎縮による強い視力低下があるため，EMSSRD 増悪の段階での手術でも，MHRD 発展での手術でも視力成績に有意差はなかった．したがって，網膜硝子体手術の適応時期に関しては，MHRD は緊急的な手術適応であることに対して EMSSRD であれば，EMSSRD 増悪を経て MHRD になってしまった場合でも，術後視力の改善度に差がないことから，準緊急的な手術対応で問題ないと考えられる．手術手技に関しては，大きく浮いてしまった ILMH を閉じる目的で inverted ILM flap が良

いと考えられる．

近視性牽引黄斑症の治療の種類をまとめると以下のようになる．

網膜分離症は図3のように，ILMH は図5のように増悪が進行する．網膜分離症で網膜剝離がない症例（stage 1，2の初期）に対しては通常の ILM 剝離の適応，網膜分離症で網膜剝離が出現した症例（stage 2の後期，3，4），または ILMH の症例に対しては，黄斑部が薄く，術後の FTMH や MHRD の合併を防ぐために FSIP を行う．悔しくも FTMH，MHRD になってしまった症例や EMS-SRD に対しては inverted ILM flap が有効であると考えられる．

文　献

1) Ohno-Matsui K, Kawasaki R, Jonas JB, et al：International photographic classification and grading system for myopic maculopathy. Am J Ophthalmol, **159**：877-883.e877, 2015.

2) Takano M, Kishi S：Foveal retinoschisis and retinal detachment in severely myopic eyes with posterior staphyloma. Am J Ophthalmol, **128**：472-476, 1999.

3) Panozzo G, Mercanti A：Optical coherence tomography findings in myopic traction maculopathy. Arch Ophthalmol, **122**(10)：1455-1460, 2004.
   Summary　近視性牽引黄斑症の定義と総説．

4) Bringmann A, Unterlauft JD, Barth T, et al：Müller cells and astrocytes in tractional macular disorders. Prog Retin Eye Res, **5**：100977, 2021.

5) Shinohara K, Tanaka N, Jonas JB, et al：Ultra-wide-Field OCT to Investigate Relationships between Myopic Macular Retinoschisis and Posterior Staphyloma. Ophthalmology, **125**(10)：1575-1586, 2018.

6) Shimada N, Tanaka Y, Tokoro T, et al：Natural course of myopic traction maculopathy and factors associated with progression or resolution. Am J Ophthalmol, **156**(5)：948-957, 2013.
   Summary　近視性牽引黄斑症の自然経過を説明した論文．

7) Shimada N, Ohno-Matsui K, Yoshida T, et al：

Progression from macular retinoschisis to retinal detachment in highly myopic eyes is associated with outer lamellar hole formation. Br J Ophthalmol, **92**(6)：762-764, 2008.

8) Hattori K, Kataoka K, Takeuchi J, et al：PREDICTIVE FACTORS OF SURGICAL OUTCOMES IN VITRECTOMY FOR MYOPIC TRACTION MACULOPATHY. Retina, **38** Suppl 1：S23-S30, 2018.
   Summary 黄斑部の薄い近視性牽引黄斑症症例で手術合併症が出やすいことを説明した論文.

9) Haave H, Petrovski BÉ, Zając M, et al：Outcomes from the Retrospective Multicenter Cross-Sectional Study on Lamellar Macular Hole Surgery. Clin Ophthalmol, **16**：1847-1860, 2022.

10) Uramoto K, Azuma T, Watanabe T, et al：EXTREME MACULAR SCHISIS-SIMULATING RETINAL DETACHMENT IN EYES WITH PATHOLOGIC MYOPIA. Retina, **42**(10)：1836-1843, 2022.

11) Ikuno Y, Sayanagi K, Ohji M, et al：Vitrectomy and internal limiting membrane peeling for myopic foveoschisis. Am J Ophthalmol, **137**(4)：719-724, 2004.

12) Hirakata A, Hida T：Vitrectomy for myopic posterior retinoschisis or foveal detachment. Jpn J Ophthalmol, **50**(1)：53-61, 2006.

13) Shimada N, Sugamoto Y, Ogawa M, et al：Fovea-sparing internal limiting membrane peeling for myopic traction maculopathy. Am J Ophthalmol, **154**(4)：693-701, 2012.

14) Yuan J, Zhang LL, Lu YJ, et al：Vitrectomy with internal limiting membrane peeling versus inverted internal limiting membrane flap technique for macular hole-induced retinal detachment：a systematic review of literature and meta- analysis. BMC Opthalmol, **17**(1)：219, 2017.

Monthly Book OCULISTA

2023.**3**月増大号
No. **120**

今こそ学びたい！眼科手術手技のABC

編集企画

太田 俊彦
順天堂大学医学部附属静岡病院特任教授

2023年3月発行　B5判　166頁
定価5,500円（本体5,000円＋税）

代表的な眼科手術手技の基本について丁寧に解説された本特集は、
**これから学ぶ方はもちろん、
専門外の手術を知りたい方にも
おすすめの一冊です！**

目 次

- 針と麻酔の科学
- 術者と術野の消毒、感染予防・治療対策
- 眼瞼手術
- 霰粒腫手術
- 涙道内視鏡手術
- 涙嚢鼻腔吻合術
- 翼状片手術
- 斜視手術
- 角膜手術
- 白内障手術
　―超音波乳化吸引術（PEA）、後嚢破損時の対処法―
- 白内障手術
　―特殊症例：散瞳不良・小瞳孔例、チン小帯脆弱・断裂例―
- 白内障手術
　―IOL 二次挿入術・27G 鑷子を用いたレンズ強膜内固定術―
- 緑内障手術―トラベクレクトミー―
- 緑内障手術―低侵襲緑内障手術（MIGS）―
- 緑内障手術―チューブシャント手術―
- 網膜硝子体手術―裂孔原性網膜剥離―
- 網膜硝子体手術―黄斑手術―
- 網膜硝子体手術―増殖硝子体網膜症―
- 眼窩手術
- 屈折矯正手術―LASIK＆ICL―

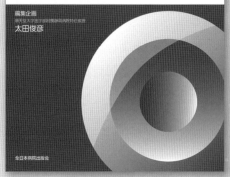

全日本病院出版会　〒113-0033　東京都文京区本郷 3-16-4　Tel:03-5689-5989
www.zenniti.com　　Fax:03-5689-8030

FAX による注文・住所変更届け

改定：2024 年 1 月

　毎度ご購読いただきましてありがとうございます．

　読者の皆様方に弊社の本をより確実にお届けさせていただくために，FAX でのご注文・住所変更届けを受けつけております．この機会に是非ご利用ください．

◇ご利用方法

　FAX 専用注文書・住所変更届けは，そのまま切り離して FAX 用紙としてご利用ください．また，注文の場合手続き終了後，ご購入商品と郵便振替用紙を同封してお送りいたします．**代金が税込 5,000 円をこえる場合，代金引換便とさせて頂きます．**その他，申し込み・変更届けの方法は電話，郵便はがきも同様です．

◇代金引換について

　代金が税込 5,000 円をこえる場合，代金引換とさせて頂きます．配達員が商品をお届けした際に，現金またはクレジットカード・デビットカードにて代金を配達員にお支払い下さい(本の代金＋消費税＋送料)．(※年間定期購読と同時に 5,000 円をこえるご注文を頂いた場合は代金引換とはなりません．郵便振替用紙を同封して発送いたします．代金後払いという形になります．送料は，定期購読を含むご注文の場合は弊社が負担します)

◇年間定期購読のお申し込みについて

　年間定期購読は，1 年分を前金で頂いておりますため，代金引換とはなりません．郵便振替用紙を本と同封または別送いたします．送料弊社負担，また何月号からでもお申込み頂けます．

　毎年末，次年度定期購読のご案内をお送りいたしますので，定期購読更新のお手間が非常に少なく済みます．

◇住所変更届けについて

　年間購読をお申し込みされております方は，その期間中お届け先が変更します際，必ずご連絡下さいますようよろしくお願い致します．

◇取消，変更について

　取消，変更につきましては，お早めに FAX，お電話でお知らせ下さい．

　返品は，原則として受けつけておりませんが，返品の場合の郵送料はお客様負担とさせていただきます．その際は必ず弊社へご連絡ください．

◇ご送本について

　ご送本につきましては，ご注文がありましてから約 1 週間前後とみていただきたいと思います．

◇個人情報の利用目的

　お客様から収集させていただいた個人情報，ご注文情報は本サービスを提供する目的(本の発送，ご注文内容の確認，問い合わせに対しての回答等)以外には利用することはございません．

　その他，ご不明な点は弊社までご連絡ください．

株式会社　全日本病院出版会　〒113-0033 東京都文京区本郷 3-16-4-7 F
電話 03(5689)5989　FAX03(5689)8030　郵便振替口座 00160-9-58753

FAX 専用注文書

年　月　日

○印	MB　OCULISTA 5周年記念書籍	定価(税込)	冊数
	すぐに役立つ眼科日常診療のポイント―私はこうしている―	10,450 円	

（本書籍は定期購読には含まれておりません）

○印	MB　OCULISTA	定価(税込)	冊数
	2025 年 1 月～12 月定期購読（送料弊社負担）	41,800 円	
	2024 年 1 月～12 月定期購読（送料弊社負担）	41,800 円	
	2023 年バックナンバーセット(No. 118～129：計 12 冊)（送料弊社負担）	41,800 円	
	No. 132　眼科検査機器はこう使う！ 増大号	5,500 円	
	No. 120　今こそ学びたい！眼科手術手技の ABC 増大号	5,500 円	
	No. 108　「超」入門 眼瞼手術アトラス―術前診察から術後管理まで― 増大号	5,500 円	
	No. 96　眼科診療ガイドラインの活用法 増大号	5,500 円	

MB　OCULISTA バックナンバー （号数と冊数をご記入ください）

No.	/	冊	No.	/	冊	No.	/	冊
No.	/	冊	No.	/	冊	No.	/	冊

○印	PEPARS	定価(税込)	冊数
	2025 年 1 月～12 月定期購読（送料弊社負担）	42,020 円	
	PEPARS No. 195 顔面の美容外科 Basic & Advance 増大号	6,600 円	
	PEPARS No. 171 眼瞼の手術アトラス―手術の流れが見える― 増大号	5,720 円	

PEPARS バックナンバー （号数と冊数をご記入ください）

No.	/	冊	No.	/	冊	No.	/	冊
No.	/	冊	No.	/	冊	No.	/	冊

○印	書籍	定価(税込)	冊数
	角膜テキスト臨床版―症例から紐解く角膜疾患の診断と治療― 新刊	11,000 円	
	ファーストステップ！子どもの視機能をみる―スクリーニングと外来診療―	7,480 円	
	ここからスタート！眼形成手術の基本手技	8,250 円	
	超アトラス 眼瞼手術―眼科・形成外科の考えるポイント―	10,780 円	

お名前	フリガナ 　　　　　　　　　　　　　　　　　　　　　　　　　　㊞	診療科
ご送付先	〒　　－ □自宅　　□お勤め先	
電話番号		□自宅　　□お勤め先

雑誌・書籍の申し込み合計
5,000 円以上のご注文
は代金引換発送になります

―お問い合わせ先―
㈱全日本病院出版会営業部
電話　03(5689)5989

FAX　03(5689)8030

年　月　日

住 所 変 更 届 け

お名前	フリガナ
お客様番号	毎回お送りしています封筒のお名前の右上に印字されております8ケタの番号をご記入下さい。
新お届け先	〒　　　　都道府県
新電話番号	（　　　　）
変更日付	年　月　日より　　　　月号より
旧お届け先	〒

※ 年間購読を注文されております雑誌・書籍名に✓を付けて下さい。

- ☐ Monthly Book Orthopaedics （月刊誌）
- ☐ Monthly Book Derma. （月刊誌）
- ☐ Monthly Book Medical Rehabilitation （月刊誌）
- ☐ Monthly Book ENTONI （月刊誌）
- ☐ PEPARS （月刊誌）
- ☐ Monthly Book OCULISTA （月刊誌）

FAX 03-5689-8030

全日本病院出版会行

Monthly Book OCULISTA バックナンバー一覧

2024. 11. 現在

通常号 3,300 円（本体 3,000 円＋税）　　増大号 5,500 円（本体 5,000 円＋税）

2021 年

No. 94　達人に学ぶ！最新緑内障手術のコツ　編／谷戸正樹
No. 95　確かめよう！乱視の基礎　見直そう！乱視の診療
　　　　　編／大内雅之
No. 96　眼科診療ガイドラインの活用法 増大
　　　　　編／白根雅子
No. 97　ICL のここが知りたい―基本から臨床まで―
　　　　　編／北澤世志博
No. 98　こども眼科外来　はじめの一歩
　　　　　―乳幼児から小児まで―
　　　　　編／野村耕治・中西(山田)裕子
No. 99　斜視のロジック　系統的診察法　編／根岸貴志
No. 100　オキュラーサーフェス診療の基本と実践
　　　　　編／近間泰一郎
No. 101　超高齢者への眼科診療―傾向と対策―
　　　　　編／小野浩一
No. 102　水晶体脱臼・偏位と虹彩欠損トラブル
　　　　　編／小早川信一郎
No. 103　眼科医のための学校保健ガイド―最近の動向―
　　　　　編／柏井真理子
No. 104　硝子体混濁を見逃さない！　編／池田康博
No. 105　強度近視・病的近視をどう診るか　編／馬場隆之

2022 年

No. 106　角結膜疾患における小手術
　　　　　―基本手技と達人のコツ―　　編／小林　顕
No. 107　眼科医のための薬理学のイロハ　編／土至田 宏
No. 108　「超」入門　眼瞼手術アトラス
　　　　　―術前診察から術後管理まで― 増大
　　　　　編／嘉鳥信忠・今川幸宏
No. 109　放っておけない眼瞼けいれん
　　　　　―診断と治療のコツ―　　　　編／木村亜紀子
No. 110　どう診る？　視野異常　　　　編／松本長太
No. 111　基本から学ぶ！ぶどう膜炎診療のポイント
　　　　　編／南場研一
No. 112　年代別・目的別 眼鏡・コンタクトレンズ処方
　　　　　―私はこうしている―　編／野田　徹・前田直之
No. 113　ステップアップ！黄斑疾患診療
　　　　　―コツとピットフォールを中心に―　編／井上　真
No. 114　知らないでは済まされない眼病理
　　　　　編／久保田敏昭
No. 115　知っておきたい！眼の保険診療　編／柿田哲彦
No. 116　眼科アレルギー疾患アップデート
　　　　　編／海老原伸行
No. 117　眼と全身疾患―眼科医からのメッセージ―
　　　　　編／山田晴彦

2023 年

No. 118　低侵襲緑内障手術(MIGS)の基本と実践
　　　　　―術式選択と創意工夫―　　　編／稲谷 大
No. 119　再考！角膜炎診療
　　　　　―感染性角膜炎の病原体と標的治療― 編／戸所大輔
No. 120　今こそ学びたい！眼科手術手技の ABC 増大
　　　　　編／太田俊彦
No. 121　プレミアム眼内レンズ アップデート
　　　　　編／國重智之
No. 122　眼腫瘍診断テクニック―臨床所見と画像診断―
　　　　　編／臼井嘉彦
No. 123　まずはここから！　涙道診療の立ち上げ
　　　　　―クリニックから大学病院まで―　編／白石　敦
No. 124　複視の治療方針アプローチ　編／後関利明
No. 125　エキスパートに学ぶ！
　　　　　眼外傷の治療選択と処置の実際　編／恩田秀寿
No. 126　眼のアンチエイジング　　　編／鈴木　智
No. 127　抗 VEGF 療法をマスターする！　編／古泉英貴
No. 128　ドライアイ診療の新時代　　編／猪俣武範
No. 129　隅角検査道場―基本と実践―　編／庄司拓平

2024 年

No. 130　Step up！角膜移植術アップデート 編／林　孝彦
No. 131　臨床直結！見直したい光凝固療法
　　　　　編／中尾新太郎
No. 132　眼科検査機器はこう使う！ 増大　編／二宮欣彦
No. 133　眼科手術の基本
　　　　　―器具・操作のロジック―　　編／江口秀一郎
No. 134　オルソケラトロジー診療の基本のキ
　　　　　―これから始める人に―　　　編／平岡孝浩
No. 135　押さえておきたい乱視・収差の診かた
　　　　　―診断のポイントと対処法―　編／飯田嘉彦
No. 136　コンタクトレンズ処方＆ケア update
　　　　　編／鈴木　崇
No. 137　今だから知りたい！老視研究・診療の最前線
　　　　　編／根岸一乃
No. 138　隠れた所見を見逃すな！眼科画像診断アトラス
　　　　　編／三浦雅博
No. 139　徹底的に基本を学ぶ！子どもの眼の手術入門
　　　　　―術前計画・麻酔・手技・術後ケア― 編／森本　壮
No. 140　術者が伝えたい！
　　　　　眼内レンズ挿入後のアフターフォロー
　　　　　編／安田明弘

各目次等の詳しい内容はホームページ(www.zenniti.com)をご覧ください.

次号予告（1 月号）

今こそ学ぶべき網膜電図（ERG）

編集企画／弘前大学主任教授　上野真治

ERG の種類……………………………………谷川　篤宏
ERG の記録法の実際：ISCEV プロトコール
………………………………………中村奈津子ほか
ERG の波形の起源と波形の考え方………篠田　啓
臨床疾患：全視野 ERG が診断に有用な
　先天性網膜疾患（視細胞障害）…………林　孝彰
臨床疾患：全視野 ERG が診断に有用な
　先天性網膜疾患（網膜中内層障害）………國吉　一樹
臨床疾患：全視野 ERG が診断に有用な
　後天性網膜疾患…………………………原　藍子ほか
臨床疾患：局所・多局所 ERG が診断に
　有用な疾患…………………………………小南　太郎
ERG を応用した視神経の評価—photopic
　negative response の臨床応用…………町田　繁樹
最新の皮膚電極 ERG のメリット…………加藤久美子ほか
実験動物の ERG 記録……………………上野　真治

編集主幹：村上　晶　順天堂大学名誉教授	**No. 141　編集企画**：
高橋　浩　日本医科大学名誉教授	西村栄一　昭和大学藤が丘リハビリテーション病院
堀　裕一　東邦大学教授	教授

Monthly Book OCULISTA　No. 141

2024 年 12 月 15 日発行（毎月 15 日発行）
定価は表紙に表示してあります.
Printed in Japan

発行者　　末　定　広　光
発行所　　株式会社　全日本病院出版会
〒 113-0033 東京都文京区本郷 3 丁目 16 番 4 号 7 階
　　　　　電話　（03）5689-5989　Fax（03）5689-8030
　　　　　郵便振替口座 00160-9-58753
印刷・製本　三報社印刷株式会社　　電話（03）3637-0005

© ZEN・NIHONBYOIN・SHUPPANKAI, 2024

広告取扱店　㈱メディカルブレーン　電話（03）3814-5980

・本誌に掲載する著作物の複製権・翻訳権・上映権・譲渡権・公衆送信権（送信可能化権を含む）は株式会社
　全日本病院出版会が保有します.
・ JCOPY ＜（社）出版者著作権管理機構　委託出版物＞
　本誌の無断複写は著作権法上での例外を除き禁じられています. 複写される場合は, そのつど事前に,（社）出版
　者著作権管理機構（電話 03-5244-5088, FAX 03-5244-5089, e-mail: info@jcopy.or.jp）の許諾を得てください.
・本誌をスキャン, デジタルデータ化することは複製に当たり, 著作権法上の例外を除き違法です. 代行業者等の
　第三者に依頼して同行為をすることも認められておりません.